Selbstvertrauen für Frauen

Wie Sie Selbstwertgefühl aufbauen, soziale Ängste überwinden und sich selbst stärken

Ihr Leben für den Erfolg!

Ein Leitfaden zum Stoppen von Selbstzweifeln und

Gewinnen Sie Selbstvertrauen.

Jennifer Campbell

© **Copyright 2021 by Jennifer Campbell**
Alle Rechte vorbehalten.

Das folgende Buch wird im Folgenden mit dem Ziel wiedergegeben, möglichst genaue und zuverlässige Informationen zu liefern. Unabhängig davon kann der Kauf dieses Buches als Zustimmung zu der Tatsache gesehen werden, dass sowohl der Herausgeber als auch der Autor dieses Buches in keiner Weise Experten für die darin besprochenen Themen sind und dass jegliche Empfehlungen oder Vorschläge, die hier gemacht werden, nur zu Unterhaltungszwecken dienen. Vor der Durchführung von Maßnahmen, die in diesem Buch empfohlen werden, sollten bei Bedarf Fachleute konsultiert werden.

Diese Erklärung wird sowohl von der American Bar Association als auch vom Committee of Publishers Association als fair und gültig angesehen und ist in den gesamten Vereinigten Staaten rechtsverbindlich.

Darüber hinaus wird die Übertragung, Vervielfältigung oder Reproduktion eines der folgenden Werke, einschließlich bestimmter Informationen, als illegale Handlung betrachtet, unabhängig davon, ob sie elektronisch oder in gedruckter Form erfolgt. Dies gilt auch für die Erstellung einer Zweit- oder Drittkopie des Werkes oder einer aufgezeichneten Kopie und ist nur mit ausdrücklicher schriftlicher Genehmigung des Verlages erlaubt. Alle weiteren Rechte vorbehalten.

Die Informationen auf den folgenden Seiten werden im Großen und Ganzen als wahrheitsgemäße und genaue Darstellung von Tatsachen betrachtet, und als solche liegen alle daraus resultierenden Handlungen ausschließlich in der Verantwortung des Lesers, wenn er die Informationen nicht beachtet, verwendet oder missbraucht. Es gibt keine Szenarien, in denen der Herausgeber oder der ursprüngliche Autor dieses Werkes in irgendeiner Weise für Härten oder Schäden haftbar gemacht werden kann, die ihnen nach der Aufnahme der hier beschriebenen Informationen entstehen könnten.

Darüber hinaus dienen die Angaben auf den folgenden Seiten ausschließlich Informationszwecken und sind daher als allgemeingültig zu betrachten. Sie werden ihrer Natur entsprechend ohne Gewähr für ihre dauerhafte Gültigkeit oder Zwischenqualität präsentiert. Die Erwähnung von Warenzeichen erfolgt ohne schriftliche Zustimmung und kann in keiner Weise als Zustimmung des Warenzeicheninhabers gewertet werden.

Inhaltsverzeichnis

EINFÜHRUNG 8

SELBSTWERTGEFÜHL UND SELBSTVERTRAUEN 11

    SELBSTVERTRAUEN VS. SELBSTWERTGEFÜHL 12

    5 ANZEICHEN, UM FESTZUSTELLEN, OB SIE EIN GERINGES SELBSTVERTRAUEN HABEN 16

        1. STÄNDIGE UNENTSCHLOSSENHEIT 16

        2. FOKUSSIERT AUF EXTERNE RÜCKVERSICHERUNG 16

        3. ZÖGERND, ETWAS ZU SAGEN 17

        4. UNFÄHIGKEIT, KRITIK ANZUNEHMEN 18

        5. LEICHTES AUFGEBEN 19

WIE EINSCHRÄNKENDE ÜBERZEUGUNGEN IHR SELBSTWERTGEFÜHL BEEINTRÄCHTIGEN KÖNNEN 20

    UNSERE EINFLÜSSE 21

    UNSERE ERLEBNISSE 21

    WIE EINSCHRÄNKENDE ÜBERZEUGUNGEN SIE DAVON ABHALTEN, IHR LEBEN ZU LEBEN 22

    BEGRENZENDE ÜBERZEUGUNGEN ERKENNEN 24

ÜBERWINDEN SIE IHRE EINSCHRÄNKENDEN ÜBERZEUGUNGEN 26

    WÄHLEN SIE DAS ERGEBNIS, DAS SIE WÜNSCHEN 27

    HINTERFRAGEN SIE IHRE EINSCHRÄNKENDEN ÜBERZEUGUNGEN 28

    BEDENKEN SIE DIE KONSEQUENZEN IHRER EINSCHRÄNKENDEN ÜBERZEUGUNGEN 29

    WÄHLEN SIE EINEN NEUEN, KRAFTVOLLEN GLAUBEN 30

    KONDITIONIEREN SIE IHRE NEUE ÜBERZEUGUNG 32

5 SCHRITTE ZUM AUFBAU EINES FELSENFESTEN SELBSTBEWUSSTSEINS 34

SCHRITT 1: VERLASSEN SIE IHRE KOMFORTZONE 34
SCHRITT 2: KENNEN SIE IHREN WERT 37
SCHRITT 3: SCHAFFEN SIE IHR EIGENES GLÜCK 39
SCHRITT 4: SEIEN SIE BEREIT, SICH AUF VERÄNDERUNGEN EINZULASSEN 41
SCHRITT 5: PRÄSENT SEIN 43

TÄGLICHE GEWOHNHEITEN ZUR FESTIGUNG UND STEIGERUNG IHRES SELBSTWERTGEFÜHLS 45

VERGEBEN SIE SICH SELBST 46
WACHSEN SIE IHR WISSEN 47
ÄNDERN SIE IHRE SELBSTGESPRÄCHE 48
PRAXIS-AFFIRMATIONEN 49
STOPP-VERGLEICHE 49
ELIMINIEREN SIE DAS URTEIL 50
SCHULDGEFÜHLE AUFGEBEN 51
KONZENTRIEREN SIE SICH AUF IHRE STÄRKEN 53
LERNEN SIE, NEIN ZU SAGEN 53
UMGEBEN SIE SICH MIT POSITIVITÄT 54
VERBESSERN SIE SICH SELBST 55
SELBSTFÜRSORGE EINBEZIEHEN 56
LOSLASSEN VON PERFEKTIONISMUS 56
TÄGLICHE SIEGE ZELEBRIEREN 57
LEIDENSCHAFTLICHEN GLAUBEN AUSÜBEN 58
REALISTISCHE ERWARTUNGEN SETZEN 59
ERWARTEN SIE ZUVERSICHT 59

WIE MAN SELBSTZERSTÖRERISCHES VERHALTEN ERKENNT UND ÜBERWINDET 61

3 ANZEICHEN FÜR SELBSTZERSTÖRERISCHES VERHALTEN 62
DEN URSPRUNG DES GANZEN VERSTEHEN 64
9 WEGE ZUM DURCHBRECHEN DES KREISLAUFS VON SELBSTSCHÄDIGENDEM VERHALTEN 66

MEDITATION ZUM AUFBAU VON SELBSTVERTRAUEN ... 72

Wie man mit Meditation anfängt ... 74
1. Achtsame Meditation ... 74
2. Atmungsmeditation ... 77
3. Visualisierung ... 78
4. Verankerung ... 80

WIE SIE AFFIRMATIONEN EFFEKTIV FÜR SOLIDES SELBSTVERTRAUEN EINSETZEN ... 82

Wie man Affirmationen verwendet ... 83
Erstellen Sie Ihre eigenen Affirmationen ... 86
Beispiele für Affirmationen ... 89

WIE SIE ALLE IHRE ZIELE SETZEN UND ERREICHEN ... 92

Wie man den SMART-Ansatz für die Zielerreichung nutzt ... 93
Beispiele für intelligente Ziele ... 97
Weitere grundlegende Tipps ... 98
Hören Sie auf, Ihre Ziele zu prokrastinieren ... 99

WIE MAN EINEN MISSERFOLG BEWÄLTIGT UND ÜBERWINDET ... 102

IHR SOZIALES SELBSTVERTRAUEN AUFBAUEN (SOZIALE ÄNGSTE ÜBERWINDEN UND KUGELSICHER SEIN) ... 110

Was ist soziale Ängstlichkeit? ... 110
Woher kommt soziale Ängstlichkeit? ... 111
Soziale Ängste überwinden mit kognitiver Umstrukturierung ... 113
Wie man einen guten ersten Eindruck hinterlässt ... 116
Niemand ist besser als Sie! ... 119

Verbinden Sie sich wieder mit Freunden, um Ihr Selbstvertrauen zu stärken 120

STEIGERN SIE IHR SELBSTVERTRAUEN MIT IHRER KÖRPERSPRACHE 124

WIE SIE EINEN KÖRPERBAU BEKOMMEN, DER SIE SELBSTBEWUSST MACHT 132

DIE EIGENE MISSION KENNEN 141

Charisma 142
Im Fluss sein 143

FAZIT 145

Einführung

Jeder wünscht sich, selbstbewusst zu sein, doch nur sehr wenige sind in der Lage, es in allen Facetten ihres Lebens zu entwickeln. Ein Mangel an Selbstvertrauen kann letztlich zum größten Hindernis werden, um Glück, Erfolg und Erfüllung zu finden.

Leider sind zu viele Menschen nicht in der Lage, die Auswirkungen eines geringen Selbstbewusstseins auf ihr Leben zu erkennen und schieben ihre Misserfolge stattdessen auf äußere Faktoren. Sie geben einer harten Dating-Szene die Schuld dafür, dass sie nicht den richtigen Partner finden. Sie sind verzweifelt auf der Suche nach einem besseren Job, wissen aber nicht, wo sie anfangen sollen, weil der Arbeitsmarkt so umkämpft ist. Sie wünschten, sie könnten ihren Träumen folgen, können es sich aber nicht leisten zu scheitern. Oberflächlich betrachtet scheinen diese Arten von Ausreden legitime äußere Hindernisse zu sein, die uns davon abhalten, das wahre Glück zu finden.

Bei näherer Betrachtung sind die Rechtfertigungen jedoch alle in einem Mangel an Selbstvertrauen verwurzelt. Frühere Erfahrungen haben dazu beigetragen, Ihre aktuelle Denkweise zu entwickeln, und die Vergangenheit plagt uns unbewusst, während wir zu Erwachsenen heranwachsen.

Als Erwachsene verschwenden wir oft eine Menge Energie mit dem Versuch, selbstbewusst zu erscheinen, anstatt echtes

Vertrauen zu entwickeln. Die Bedeutung, die die Gesellschaft dem äußeren Erscheinungsbild beimisst, verstärkt nur den Druck, falsches Selbstvertrauen zu zeigen.

Dies wird durch die Popularität des Reality-Fernsehens und der sozialen Medien nur noch verstärkt. Es ist für unsere Gesellschaft zur Norm geworden, auf eine bestimmte Art und Weise für alle anderen zu erscheinen, anstatt sich darauf zu konzentrieren, die Veränderungen im Inneren vorzunehmen, die es uns ermöglichen, unser Selbstverständnis zu verändern. Viele Menschen posten zum Beispiel mit Photoshop bearbeitete Bilder auf ihren Social-Media-Profilen, in der Hoffnung, eine Menge Likes zu bekommen, um ihr wackeliges Selbstwertgefühl zu steigern. Daher übertrumpft die Fassade des Selbstbewusstseins echtes, unerschütterliches Selbstvertrauen.

So haben viele Menschen Angst zuzugeben, dass es ihnen an Selbstvertrauen mangelt, weil es als persönliche Schwäche angesehen wird, während andere sich wünschen, sie könnten mehr Selbstvertrauen haben, aber nicht wissen, wo sie anfangen sollen.

Wenn Sie unter einem Mangel an Selbstvertrauen leiden, wird Sie das weiterhin zurückhalten, selbst wenn Sie geschickt darin sind, es vorzutäuschen. Die gute Nachricht ist, dass Sie einer der wenigen Menschen sein können, die lernen, wie man ein unbestreitbares, beständiges und echtes Selbstvertrauen aufbaut, das nicht von äußeren Umständen beeinflusst wird.

Dieser Leitfaden gibt Ihnen Tipps und Strategien, um in allen Bereichen Ihres Lebens Selbstvertrauen zu entwickeln. Sie erfahren auch, wie Sie ein starkes Selbstbewusstsein und bedingungslose Selbstliebe entwickeln können, um alle Herausforderungen zu meistern, die sich Ihnen im Leben stellen.

Der einzige Unterschied zwischen denen, die erfolgreich sind und denen, die im Leben scheitern, ist die Bereitschaft, es weiter zu versuchen. Selbstvertrauen zu haben, gibt Ihnen den Antrieb und die Fähigkeit, auf Ihre Ziele hinzuarbeiten, ohne dass Ihre einschränkenden Glaubenssätze Ihnen im Weg stehen.

Kapitel 1
Selbstwertgefühl und Selbstvertrauen

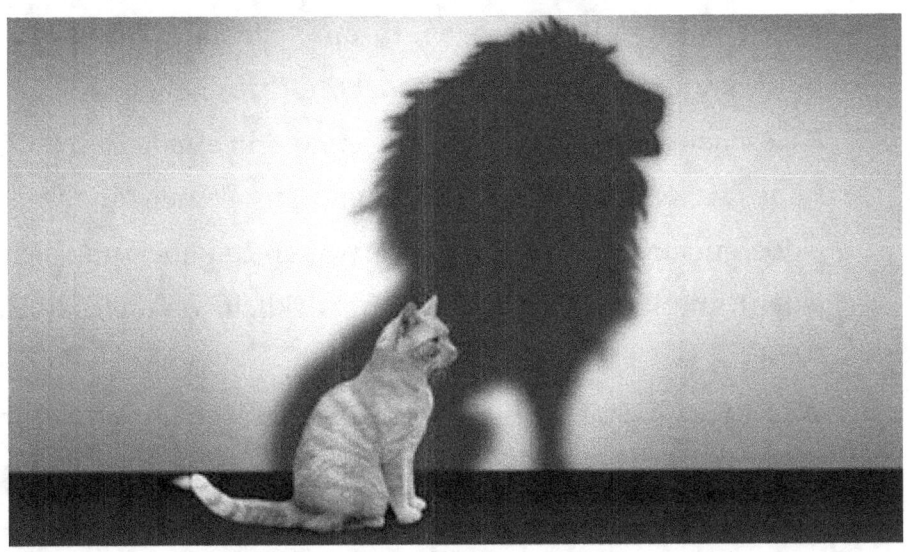

Selbstwertgefühl und Selbstvertrauen werden oft synonym verwendet, um das Maß an Selbstsicherheit, Selbstvertrauen, Selbstachtung und Sicherheit einer Person zu beschreiben. Obwohl diese beiden Konzepte oft miteinander verbunden sind, sind sie nicht dasselbe.

Der Hauptunterschied besteht darin, dass das Selbstwertgefühl eine Konstante ist, während das Selbstvertrauen etwas ist, das schwankt. Es ist wichtig, dass Sie in der Lage sind, ein starkes Gefühl für beides zu fördern. Um dies zu tun, müssen Sie zunächst die Ursprünge von beidem verstehen und wie beides beeinflusst und verändert werden kann.

Selbstvertrauen vs. Selbstwertgefühl

Selbstvertrauen ist ein großer Teil Ihres allgemeinen Wohlbefindens. Selbstbewusst zu sein hilft Ihnen bei Ihrer Karriere, Ihren Beziehungen, Ihrem Selbstbild, Ihren Interaktionen und anderen Aspekten Ihres Lebens.

Es ist nicht ungewöhnlich, dass jemand in einem Bereich seines Lebens extrem selbstbewusst ist, in einem anderen jedoch unsicher. Volles Selbstvertrauen zu haben und sich in jeder Situation wohl zu fühlen, ist wirklich von unschätzbarem Wert.

Wenn Sie ein starkes Selbstwertgefühl pflegen, wird es Ihnen helfen, in allen Bereichen Ihres Lebens selbstbewusster zu werden. Während das Selbstvertrauen je nach Umständen variiert, ist Ihr Selbstwertgefühl ein kontinuierlicher Teil Ihres Selbstkonzepts.

Je höher Ihr Selbstwertgefühl ist, desto wahrscheinlicher ist es, dass Sie sich in einer Vielzahl von Lebenssituationen wohlfühlen. Das Selbstwertgefühl ist eine grundlegende Eigenschaft, die sich direkt darauf auswirkt, wie Sie sich selbst unter allen Umständen wahrnehmen. Das Selbstwertgefühl kann heikel sein, weil sich ein Mangel an Selbstwertgefühl auf verschiedene Weise manifestieren kann.

Generalisierte Selbstzweifel sind eine Möglichkeit, wie sich ein geringes Selbstwertgefühl manifestieren kann. Wenn Sie ein geringes Selbstwertgefühl haben, gehen Sie vielleicht automatisch davon aus, dass Sie nicht gut in einer Aufgabe sind und geben entweder auf oder sabotieren sich unbewusst, um zu versagen. Dies ist Ihr Selbstkonzept, das zu beweisen versucht, warum es ein geringes Selbstwertgefühl hat.

Wenn Sie wiederholt in verschiedenen Situationen versagen, sagt Ihr Unterbewusstsein: "Ich habe dir gesagt, dass das passieren würde." In jeder Situation, in der Sie sich befinden, wird das negative Selbstgespräch seinen hässlichen Kopf erheben und Ihnen sagen, dass Sie versagen werden, dass Sie dumm aussehen werden, dass Sie sich blamieren werden und dass die anderen Sie hart beurteilen werden. Diese negativen Selbstgespräche sind nicht korrekt, sondern haben ihren Ursprung in einem geringen Selbstwertgefühl.

Der Mensch ist ein soziales Lebewesen, was uns die Fähigkeit gibt, Indikatoren für ein hohes oder niedriges Selbstwertgefühl zu erkennen. Es sind diese Indikatoren, die oft beeinflussen, wie wir aufeinander reagieren. Diejenigen, die ein hohes Selbstwertgefühl haben, bekommen eher einen Job, knüpfen eher soziale Kontakte, beginnen eher ein Gespräch, etc.

Es ist nicht so, dass die meisten Menschen absichtlich versuchen, Menschen mit geringem Selbstwertgefühl zu verletzen, es ist nur eine natürliche Tendenz, dass wir uns zu Menschen hingezogen fühlen, die Selbstvertrauen ausstrahlen. Wir sind alle eigennützige Wesen, die von Natur aus versuchen, voranzukommen, und wenn jemand Selbstvertrauen ausstrahlt, zeigt das, dass er uns helfen kann, im Leben voranzukommen.

Die Art und Weise, wie wir uns präsentieren, kann ein deutlicher Hinweis auf unser Selbstvertrauen und Selbstwertgefühl sein.

Körperliche Anzeichen wie Hängenbleiben, verlegenes Reden oder ein ständig gesenkter Blick deuten auf ein geringes Selbstwertgefühl hin.

In Gesprächen sind das Äußern von Zweifeln, häufiges Verbalisieren eines Bedürfnisses nach Bestätigung oder Unentschlossenheit ebenfalls deutliche Anzeichen für ein geringes Selbstwertgefühl. Es ist relativ einfach, diese Art von Anzeichen bei kleinen Kindern und Teenagern zu erkennen; viele Erwachsene haben jedoch gelernt, ihre Unsicherheiten zu verbergen.

Viele von uns haben alle die "Fake-it-til-you-make-it"-Einstellung angenommen.

Leider sind wir so sehr darauf konzentriert, es vorzutäuschen, dass wir nie daran arbeiten, die zugrunde liegenden Probleme zu beheben.

Eine andere Art und Weise, in der sich ein geringes Selbstwertgefühl manifestiert, ist eine vertrauensabhängige Einstellung. Sie zeigt sich, wenn sich eine Person ausschließlich auf ihre Leistungen verlässt, um ihr Selbstwertgefühl zu stärken. Dies ist bei uns selbst und bei anderen Menschen viel schwieriger zu erkennen.

Diese Art von geringem Selbstwertgefühl führt dazu, dass wir das Bedürfnis haben, in allem erfolgreich zu sein, damit wir uns gut fühlen können.

Sie können auch den Drang verspüren, andere herabzusetzen, um sich überlegen zu fühlen, was ihr Selbstvertrauen vorübergehend nährt. Der kritische Faktor hängt in diesen Fällen immer von äußeren Faktoren ab und ist immer vorübergehend.

Das Ergebnis ist das ständige Bedürfnis, das Selbstwertgefühl-Monster zu füttern, um Ihren wahren Gefühlen zu entkommen. Es ist ein teuflischer und auslaugender Kreislauf, der mit Frieden, Glück und echtem Selbstwertgefühl unvereinbar ist.

Wenn Sie wissen, wie Sie Ihr Selbstvertrauen in jeder Situation aufbauen können, wird es Ihnen helfen, Ihr allgemeines Selbstwertgefühl zu entwickeln. Selbstvertrauen in separaten Situationen ist ein notwendiger Baustein, um Ihren Verstand umzuschulen und selbstbewusster zu denken. Wenn Ihr Selbstvertrauen natürlicher wird, wächst das Selbstwertgefühl und wird zu einem Teil Ihres Selbstkonzepts. Daher sind sowohl die Entwicklung eines unerschütterlichen Selbstwertgefühls als auch das Wissen, wie man in bestimmten Situationen effektiv Selbstvertrauen aufbauen kann, wesentliche Komponenten für Erfolg und Wohlbefinden. Woher wissen Sie also, ob es Ihnen an Selbstvertrauen mangelt und Sie ein geringes Selbstwertgefühl haben?

5 Anzeichen, um festzustellen, ob Sie ein geringes Selbstvertrauen haben

Hier sind 5 Anzeichen, um festzustellen, ob Sie an Ihrem Selbstwertgefühl und Selbstvertrauen arbeiten müssen.

1. Ständige Unentschlossenheit

Unentschlossenheit ist oft ein Zeichen dafür, dass Sie sich selbst nicht zutrauen, die richtige Entscheidung zu treffen. Zweifel und Unsicherheiten begleiten dies.

Diejenigen, denen es an Selbstwertgefühl mangelt, sind häufig von Selbstzweifeln geplagt. In vielen Situationen unentschlossen zu sein, kann auf ein geringes Selbstwertgefühl hindeuten, während es in einer oder zwei Situationen zu haben, einen Mangel an Selbstvertrauen in diesen speziellen Situationen zeigen kann.

Wenn Sie z. B. ein neuer Geschäftsinhaber sind, verbringen Sie möglicherweise mehr Zeit mit Entscheidungen als ein erfahrener Unternehmer, weil Sie sich häufig selbst in Frage stellen. Wenn Sie die entsprechenden Fähigkeiten erlernen und entwickeln, werden Sie Ihr Selbstvertrauen steigern. So werden Wissen und Erfahrung das Selbstvertrauen in einzelnen Situationen verbessern.

2. Fokussiert auf äußere Beruhigung

Selbstwertgefühl kommt von Ihrem Selbstvertrauen, was bedeutet, dass Sie in allen Situationen selbstbewusst sind und sich nicht von der Meinung anderer beeinflussen lassen. Ein Symptom für ein geringes Selbstwertgefühl ist oft die häufige

Schwankung Ihrer Stimmung aufgrund der Handlungen anderer.

Auch hier gilt: Wenn dies nur in einigen wenigen Situationen vorkommt, deutet es lediglich darauf hin, dass Sie in diesen Bereichen ein mangelndes Selbstvertrauen haben. Wenn es jedoch immer wieder vorkommt, ist es ein Hinweis darauf, dass Sie ein geringes Selbstwertgefühl haben.

Wenn Sie z. B. immer gesagt bekommen müssen, dass Sie gut aussehen, um sich mit Ihrem Aussehen wohl zu fühlen, haben Sie wahrscheinlich ein geringes Selbstvertrauen in Ihr Selbstbild. Wenn Sie auch bei der Arbeit, in Beziehungen und bei sozialen Interaktionen ständig Bestätigung brauchen, deutet dies wahrscheinlich auf ein geringes Selbstwertgefühl hin.

3. Zögernd, etwas zu sagen

Wenn Sie sich nicht trauen, Ihre Meinung zu äußern, ist das ein weiteres Anzeichen dafür, dass Sie ein geringes Selbstwertgefühl haben und Ihnen das Selbstvertrauen fehlt. Es deutet auf einen unterschwelligen Zweifel an dem hin, was Sie zu sagen haben. Es könnte bedeuten, dass Sie unsicher sind, ob Ihre Meinung gültig ist, oder dass Sie sich einreden, dass andere kein Interesse daran haben, was Sie zu sagen haben. Sie befürchten vielleicht, dass Sie bei anderen auf Ablehnung stoßen, wenn Sie sich äußern.

Ein geringes Selbstvertrauen in einem bestimmten Bereich kann dazu führen, dass Sie zögern, Ihre Meinung zu äußern, weil Sie vielleicht befürchten, dass Sie auf dem Gebiet nicht sachkundig genug sind. Wenn Sie ein neuer Geschäftsinhaber sind und an einer Networking-Veranstaltung teilnehmen, fühlen Sie sich vielleicht nicht sicher genug, um Ihre Gedanken mit einem 20 Jahre alten Veteranen zu teilen. Wenn Sie sich ständig davor fürchten, Ihre Meinung zu sagen, ist das ein Hinweis darauf, dass Sie unter einem allgemein niedrigen Selbstwertgefühl leiden. Dies kann negative Gedanken des Zweifels hervorrufen, die Sie letztendlich davon abhalten, das Wort zu ergreifen.

4. Unfähigkeit, Kritik anzunehmen

Die Fokussierung auf äußere Bestätigungen und die Unfähigkeit, Kritik anzunehmen, fallen bei Personen mit geringem Selbstwertgefühl oft zusammen. Wenn man die Anerkennung anderer braucht, um sich gut zu fühlen, kann es erdrückend sein, Kritik zu hören. Für diese Personen wird Kritik immer als persönlicher Angriff auf das Ego aufgefasst, anstatt als Feedback betrachtet zu werden.

Wenn Sie unter geringem Selbstwertgefühl leiden, werden die Meinungen anderer höher bewertet als Ihr eigener Selbstwert, die Kritik wird als Wahrheit genommen, statt als bloße Meinung. Wenn Sie ein hohes Selbstwertgefühl haben, nutzen Sie diese Kritiken als hilfreiches Feedback und sind in der Lage, zuzuhören und sie als unwahre Meinung zu verwerfen.

5. Leichtes Aufgeben

Selbstzweifel sind eine wesentliche Ursache und ein Symptom für ein geringes Selbstwertgefühl. Niemand ist ein Experte, wenn er etwas zum ersten Mal versucht, und es erfordert Ausdauer und die Überwindung von Hindernissen, bevor man bei irgendetwas erfolgreich sein kann. Jemand mit schwankendem Selbstwertgefühl kann leicht besiegt werden, wenn er beim ersten Mal versagt.

Auch wenn sich Ihr Selbstvertrauen wackelig anfühlt, wenn Sie zum ersten Mal ein neues Projekt in Angriff nehmen, werden Sie mit dem richtigen Maß an Selbstvertrauen in der Lage sein, herauszufinden, wie Sie Ihr Selbstvertrauen steigern können.

Wenn Sie ein geringes Selbstwertgefühl haben, kann das wackelige Selbstvertrauen überwältigend werden und dazu führen, dass Sie aufgeben und sich vor den möglichen Konsequenzen und dem Unbehagen, das mit einem Misserfolg einhergehen kann, schützen.

Kapitel 2
Wie einschränkende Überzeugungen Ihr Selbstwertgefühl beeinträchtigen können

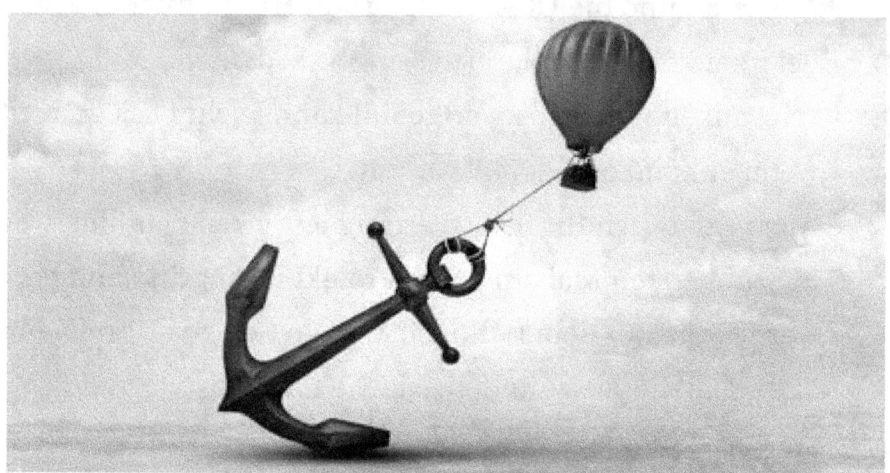

Viele Menschen leiden aufgrund ihrer einschränkenden Glaubenssätze unter einem geringen Selbstwertgefühl. Begrenzende Glaubenssätze sind blinde und ungesunde Überzeugungen, die Sie daran hindern und einschränken, in Ihrem Leben erfolgreich zu sein.

Sie sind selbst auferlegte Gefängnismauern, die Sie errichtet haben, um sich vor der Angst vor Versagen und Demütigung zu schützen. Es ist ein falsches Etikett, das Sie sich selbst geben, um sich in einen Kokon der Sicherheit einzuschließen. Die Angst, aus Ihrer Komfortzone herauszutreten, ist so groß, dass Sie bei der ersten Hürde, an die Sie kommen, aufgeben. Sie halten Sie letztendlich davon ab, Ihren Träumen nachzugehen. Unsere Überzeugungen kommen aus zwei

Quellen, unseren Erfahrungen und unseren Einflüssen.

Unsere Einflüsse

Von klein auf werden wir mit Meinungen und Informationen von unserer Familie, der Gesellschaft und den Menschen, die uns am nächsten sind, bombardiert. Während wir heranwachsen und Bindungen zu unseren Klassenkameraden und anderen Menschen aufbauen, nimmt unser bewusster und unterbewusster Verstand weiterhin die Informationen auf, filtert und verarbeitet sie.

Alle Interaktionen, die wir täglich haben, beeinflussen uns, auf eine bestimmte Art zu denken, zu handeln und zu glauben. Das meiste davon geschieht unbewusst.

Wenn Sie in einem Haushalt aufgewachsen sind, der glaubte, dass die Familie immer an erster Stelle steht, stehen die Chancen gut, dass Sie eine enge, gut vernetzte Familie haben. Wenn Sie mit Menschen aufgewachsen sind, die glauben, dass die Reichen Glück haben und alles bekommen, was sie brauchen, dann glauben Sie wahrscheinlich, dass es ein steiler und unmöglicher Weg ist, wohlhabend zu werden. Wenn Sie in einer Familie aufgewachsen sind, die an eine gute Ausbildung glaubt, glauben Sie wahrscheinlich dasselbe und erwarten nun, dass Ihre Kinder ebenfalls eine gute Ausbildung erhalten.

Unsere Erfahrungen

Wir lernen aus jeder Erfahrung, die uns im Leben begegnet. Ob Sie bewusst aus der Erfahrung lernen oder nicht, spielt keine Rolle. Unabhängig davon neigt unser Verstand dazu,

Überzeugungen zu bilden, die auf einzelnen, bedeutsamen Erfahrungen oder kumulativen Erfahrungen derselben Art basieren.

In der Tat sind viele unserer einschränkenden Überzeugungen ein Ergebnis unserer Erfahrungen. Wenn Sie als Kind in einem naturwissenschaftlichen Test schlecht abgeschnitten haben, fangen Sie vielleicht an zu glauben, dass die Naturwissenschaften ein Fach sind, das Sie nie verstehen oder darin erfolgreich sein werden.

Wenn Sie in Ihren Beziehungen wiederholt betrogen wurden, denken Sie vielleicht, dass es keine guten Menschen auf der Welt gibt und dass Sie niemals Liebe finden werden. Wenn Sie bei der Arbeit für eine Beförderung übergangen wurden, glauben Sie vielleicht, dass Sie nicht qualifiziert sind, eine höhere Leistung zu erbringen.

Sowohl unsere Einflüsse als auch unsere Erfahrungen wirken darauf ein, was unsere Überzeugungen sind, und sie bilden sich normalerweise während unserer Kindheit. Wenn Sie anfangen zu verstehen, woher Ihre Meinungen kommen, können Sie beginnen, sie zu hinterfragen und schließlich zu ändern.

Wie einschränkende Überzeugungen Sie davon abhalten, Ihr Leben zu leben

Im Laufe Ihres Lebens haben Sie Glaubenssätze über sich selbst und über die Welt aufgebaut, die direkt zu Ihrer Lebensweise beitragen können. Erstaunlich ist, dass diese

Überzeugungen auch eine körperliche Wirkung auf Sie haben können.

Je stärker die Vorstellung ist, desto mehr Einfluss kann sie auf Ihren Körper haben. Ob Sie es wissen oder nicht, Ihr Körper zeigt die physische und mentale Manifestation von einschränkenden Glaubenssätzen, die Ihr Selbstbild umgeben. Ihre einschränkenden Überzeugungen führen dazu, dass Sie das Gefühl haben, ein Ziel niemals erreichen zu können. Dies kann dazu führen, dass Ihr Selbstvertrauen sinkt und Sie letztendlich Ihr Selbstwertgefühl verlieren.

Wenn Ihr Selbstwertgefühl ins Wanken gerät, fangen Sie vielleicht an, es zu vermeiden, neue Dinge auszuprobieren und sich auf neue Abenteuer einzulassen, weil Sie glauben, dass die Risiken und Gefahren, die mit der Erfahrung verbunden sind, destruktiv und sogar tödlich sind.

Das wird dazu führen, dass Sie sich bei anderen beschweren und Schuldzuweisungen vornehmen, ohne die eigentliche Quelle des Problems zu entdecken. Dies kann dazu führen, dass Sie beginnen, die gewünschte Balance im Leben zu verlieren, die notwendig ist, um es gesund und am Laufen zu halten.

Begrenzende Überzeugungen neigen dazu, eine ungesunde Selbstbeurteilung zu verursachen, die dazu führt, dass Sie das Bedürfnis haben, eine Maske aufzusetzen und Ihr wahres Selbst vor der Welt zu verstecken. Die Angst, nicht zu akzeptieren, wer Sie sind, könnte dazu führen, dass Sie Ihre Selbstidentität verlieren, ohne es überhaupt zu merken.

Die einschränkenden Überzeugungen, die Sie haben, können auch zu physischen Veränderungen im Körper führen. Dazu gehören ständige und anhaltende Unruhe, Depressionen, Angstzustände, Unentschlossenheit, schlechte Laune, Unwohlsein und andere emotionale Probleme.

Dies kann Ihr Wesen und die Art, wie Sie mit anderen sprechen, verändern. Der Tonfall Ihrer Rede ändert sich und Sie neigen dazu, negativ zu sein. Es kann dazu führen, dass Sie immer Wege finden, sich zu beschweren und andere für Ihre Probleme und Misserfolge verantwortlich zu machen.

Begrenzende Überzeugungen identifizieren

Der erste Schritt zur Überwindung Ihrer einschränkenden Glaubenssätze besteht darin, sie zu identifizieren. Mit Ihren einschränkenden Glaubenssätzen zu leben, kann dazu führen, dass Sie ein mittelmäßiges Leben führen, eines, das sich deutlich von Ihrem Potenzial unterscheidet.

Leider kann es schwierig sein, einschränkende Glaubenssätze zu identifizieren.

Bevor Sie beginnen können, Ihre einschränkenden Glaubenssätze zu identifizieren, müssen Sie lernen, Ihre Selbstgespräche zu verfolgen und sich der Urteile bewusst zu werden, die Ihr Unterbewusstsein fällt.

Wenn Sie wissen, wie Sie die Art und Weise, wie Sie mit sich selbst sprechen, im Auge behalten, können Sie die einschränkenden Glaubenssätze, die Ihnen während der Gespräche durch den Kopf gehen, identifizieren. Die Voreingenommenheit Ihres Unterbewusstseins loszuwerden ist ein weiterer wichtiger Schritt, um Ihre einschränkenden Glaubenssätze zu finden.

Einige der häufigsten einschränkenden Glaubenssätze sind:

- Ich kann nicht mein wahres, authentisches Ich sein, weil ich dann verurteilt werde.
- Ich kann mich nicht verlieben, weil mir sonst das Herz gebrochen wird.
- Ich kann nicht um das bitten, was ich will, weil ich sonst abgewiesen werde.
- Ich kann den Menschen nicht vertrauen, weil sie irgendwann mein Vertrauen missbrauchen werden.
- Ich kann meine Träume nicht verfolgen, weil ich höchstwahrscheinlich scheitern werde.
- Ich muss nicht erfolgreich sein, also werde ich auch nicht nach Erfolg streben.
- Es ist zu spät, meine Träume zu verfolgen.
- Ich bin nichts Besonderes, weil ich nie etwas Außergewöhnliches geleistet habe.
- Ich verdiene kein Glück, weil ich nicht gut genug bin.
- Ich hasse es, wie ich aussehe, und es gibt nichts, was ich ändern kann.
- Ich bin zu schwach und werde nie die Kraft finden, mich zu ändern.

Kapitel 3
Überwinden Sie Ihre einschränkenden Überzeugungen

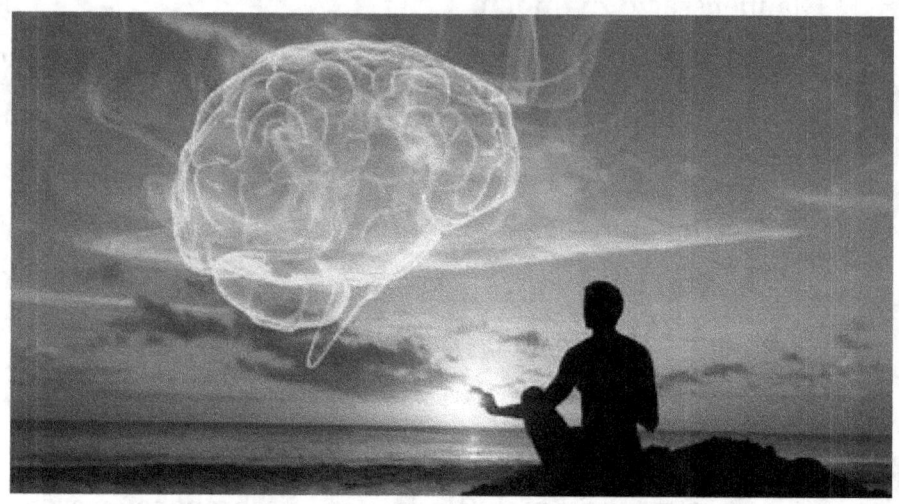

Nachdem Sie nun Ihre einschränkenden Glaubenssätze identifiziert haben, ist es an der Zeit, an deren Überwindung zu arbeiten. Leider unternehmen die meisten Menschen nicht die dazu notwendigen Schritte, weil sie glauben, dass sie durch die Erkenntnis ihrer einschränkenden Überzeugungen in der Lage sein werden, anders über ihre Umstände und ihr Leben zu denken.

Wenn Sie sich Ihrer einschränkenden Überzeugungen bewusst sind, werden Sie zwar dazu ermutigt, anders über sie zu denken, aber hinter einer beträchtlichen Anzahl Ihrer einschränkenden Überzeugungen steckt eine Menge emotionaler Investitionen, und genau darin liegt letztlich das Problem.

Wann immer Sie ein enormes Maß an Emotionen in etwas investiert haben, kann dies ein Hindernis für Veränderungen darstellen. Um eine dauerhafte Veränderung herbeizuführen, müssen Sie Ihre Bindungen auflösen. In der Tat, je tiefer die Überzeugung oder der Glaube, desto schwieriger werden Sie den Prozess finden und desto länger wird er dauern.

Der Grundstein für jede Veränderung, die Sie vornehmen möchten, ist die Bereitschaft, sich an die sich ändernden Bedingungen und Umstände, die Sie umgeben, anzupassen. Das gilt besonders, wenn es darum geht, Ihre einschränkenden Glaubenssätze zu ändern.

Wählen Sie das Ergebnis, das Sie wünschen

Der allererste Schritt, den Sie tun müssen, um Ihre einschränkenden Glaubenssätze zu überwinden, ist, das Ergebnis zu wählen, das Sie sich wünschen. Wenn Sie Ihr gewünschtes Ergebnis wählen, sind Sie in der Lage, mehr Klarheit darüber zu erlangen, was es in Ihrem Leben ist, das Sie gerne ändern möchten.

Sie müssen sich einige schwierige Fragen stellen und Ihre Antworten gründlich überdenken. Sie müssen sich selbst fragen:

- Welche Ziele möchte ich erreichen?
- Was hindert mich derzeit daran, meine Ziele zu erreichen?
- Was für ein Mensch möchte ich idealerweise werden?
- Was möchte ich konkret ändern?

- Welche spezifischen Glaubenssätze funktionieren bei mir nicht?
- Welche einschränkenden Glaubenssätze hindern mich daran, meine gewünschten Ergebnisse zu erreichen?

Sobald Sie sich über die einschränkenden Glaubenssätze, die Sie zurückhalten, klar geworden sind, können Sie den Prozess der Überwindung dieser einschränkenden Glaubenssätze beginnen und Ihr Selbstwertgefühl steigern.

Hinterfragen Sie Ihre einschränkenden Überzeugungen

Es ist wichtig, sich daran zu erinnern, dass Ihre einschränkenden Überzeugungen nur so stark sind wie die Referenzen, die sie unterstützen. Oft haben die einschränkenden Glaubenssätze, die Sie halten, eine Fülle von Referenzen, die dazu beigetragen haben, Ihre Perspektive auf die Realität zu beeinflussen und zu verschieben.

Es ist wichtig, sich daran zu erinnern, dass diese Hinweise als Ideen begannen, die zu Meinungen wurden, die später zu Ihren Überzeugungen wurden. Wenn Sie Ihre einschränkenden Glaubenssätze ändern wollen, müssen Sie Ihre Sichtweise und Meinung über sie ändern. Sie können beginnen, Ihre einschränkenden Überzeugungen in Zweifel zu ziehen, indem Sie sich selbst fragen:

- Ist der Glaube richtig?
- Habe ich das schon immer geglaubt? Warum?

- Gab es eine Zeit, in der ich das nicht geglaubt habe? Warum?
- Gibt es Beweise, die diesen einschränkenden Glauben widerlegen können?
- Gibt es Zeiten, in denen dieser Glaube keinen rationalen Sinn ergibt?
- Wird dieser Glaube mir helfen, das zu bekommen, was ich will? Wird er mir helfen, meine Ziele zu erreichen?
- Was ist die genau entgegengesetzte Denkweise zu dieser Überzeugung? Wie ist das hilfreich?

Diese Fragen sollen Ihnen helfen, die Perspektive zu erweitern und die Möglichkeiten Ihrer Situation. Sie sollen Sie dazu ermutigen, über den Tellerrand zu schauen, damit Sie beginnen können, Ihre einschränkenden Überzeugungen zu verändern.

Bedenken Sie die Konsequenzen Ihrer einschränkenden Überzeugungen

Nachdem Sie nun begonnen haben, Ihre einschränkenden Überzeugungen in Frage zu stellen, ist es an der Zeit, dass Sie die möglichen Konsequenzen des Festhaltens an Ihren einschränkenden Überzeugungen bedenken. Um dies zu tun, müssen Sie lange und intensiv über die folgenden Fragen nachdenken.

- Was werden die Konsequenzen sein, wenn ich nicht in der Lage bin, diese Änderung vorzunehmen und diese einschränkende Überzeugung zu beseitigen?

- Wie wird sich eine Nichtveränderung auf mich emotional auswirken? Körperlich? Finanziell? Spirituell? In meinen Beziehungen?
- Wie wird sich eine Nichtveränderung auf mein Leben auswirken?
- Gibt es kurzfristige Konsequenzen, wenn ich mein Leben nicht ändere? Welche sind das?
- Gibt es Langzeitfolgen?
- Was macht diese Änderung jetzt so wichtig?

Je mehr Schmerz mit dem Festhalten an Ihren einschränkenden Glaubenssätzen verbunden ist, desto höher ist Ihre Motivation, positive Veränderungen in Ihrem Leben vorzunehmen. Deshalb ist es wichtig, dass Sie sich durch jede dieser Fragen bewegen, eine nach der anderen, um den Schmerz vollständig zu erleben. Sie wollen die Wut spüren, über das Bedauern nachdenken, die Schuldgefühle erleben und sich erlauben, zu weinen.

Wählen Sie eine neue ermächtigende Überzeugung

Um vorwärts zu kommen, nachdem Sie die Konsequenzen des Festhaltens an Ihren einschränkenden Überzeugungen bedacht haben, müssen Sie eine neue, ermächtigende Überzeugung wählen. Es ist wichtig, dass Sie sicherstellen, dass dieser neue Glaubenssatz glaubwürdig ist. Wenn er nicht glaubhaft ist, ist die Wahrscheinlichkeit groß, dass Sie Ihre Psyche nicht konditionieren können.

Um Ihren neuen ermächtigenden Glaubenssatz freizuschalten,

müssen Sie das Ziel, das Sie erreichen wollen, die Person, die Sie werden wollen, und die Grundwerte, die Sie beibehalten wollen, betrachten. Sobald Sie diese bedacht haben, müssen Sie sich die folgenden Fragen aus der Perspektive einer dritten Person stellen:

- Was würde diese Person wahrscheinlich glauben, während sie dieses Ziel verfolgt?
- Was würde diese Person über sich selbst glauben?
- Was würde diese Person über ihr Ziel glauben?
- Wie ist ihre Einstellung? Wie denken sie über das Ziel?
- Wie würden sie über die Hindernisse denken, denen sie auf der Reise begegnen?

Jetzt müssen Sie sich etwas Zeit nehmen, um die Vorteile dieses neuen, ermächtigenden Glaubenssatzes zu bedenken und wie er Ihr Leben und Ihre Lebensumstände verbessern kann. Fragen Sie sich das Folgende:

- Welche Vorteile kann ich von der Verwendung dieses neuen Glaubens erwarten?
- Wie wird es mir helfen, meine Ziele zu erreichen?
- Wie wird es mein Leben zum Besseren verändern?
- Wie wird es sowohl langfristig als auch kurzfristig helfen?
- Wie werde ich mich mit dieser neuen Überzeugung fühlen?
- Wie wird mich diese neue Überzeugung für die Zukunft stärken?

- Warum ist das wichtig?

Je mehr Gründe Sie finden können, desto höher wird Ihre Motivation sein, Ihre alten Verhaltensmuster zu durchbrechen und sie durch ein neues, ermächtigendes Glaubenssystem zu ersetzen.

Konditionieren Sie Ihre neue Überzeugung

Nachdem Sie sich nun verpflichtet haben, Ihre einschränkenden Überzeugungen durch neue, ermächtigende zu ersetzen, besteht der nächste Schritt darin, Ihre neuen Überzeugungen schrittweise in Ihrer Psyche zu konditionieren.

Eine Möglichkeit, dies zu tun, ist durch den Prozess der Visualisierung. Verbringen Sie jeden Tag Zeit damit, sich in Ihrer Vorstellung zu visualisieren, wie Sie Ihre neue Denkweise in Ihren täglichen Aktivitäten anwenden. Achten Sie besonders auf die Handlungen, die Sie ausführen, die Entscheidungen, die Sie treffen, wie Sie mit anderen und mit sich selbst sprechen.

Denken Sie über Ihre neu geformte Einstellung nach und darüber, wie Ihre neuen Glaubenssätze Ihnen helfen werden, das Leben zu manifestieren, das Sie sich wünschen. Sie stellen sich im Wesentlichen ein neues Ich vor Ihrem geistigen Auge vor.

Ein weiterer Prozess, den Sie verwenden können, ist der Prozess der Verankerung dieses neuen Glaubens, um ihn in Ihr Nervensystem zu konditionieren. Dazu gehört die

Verankerung einer körperlichen Empfindung in Ihrem Körper, die es ihm ermöglicht, Sie automatisch in einen optimalen Geisteszustand zu versetzen, der Ihrem neuen ermächtigenden Glauben entspricht.

Es ist nicht einfach, Ihre einschränkenden Überzeugungen zu überwinden, aber mit einer beträchtlichen Menge an Arbeit, Selbstbeobachtung und Zeit werden Sie in der Lage sein, die einschränkenden Überzeugungen, die Sie zurückgehalten haben, zu überwinden und Ihr Selbstvertrauen aufzubauen.

In den nächsten Kapiteln werden wir uns die einschränkenden Glaubenssätze genauer ansehen, die Menschen mit geringem Selbstvertrauen gewöhnlich plagen, und wie man sie mit geeigneten Strategien beseitigen kann.

Kapitel 4
5 Schritte zum Aufbau eines felsenfesten Selbstbewusstseins

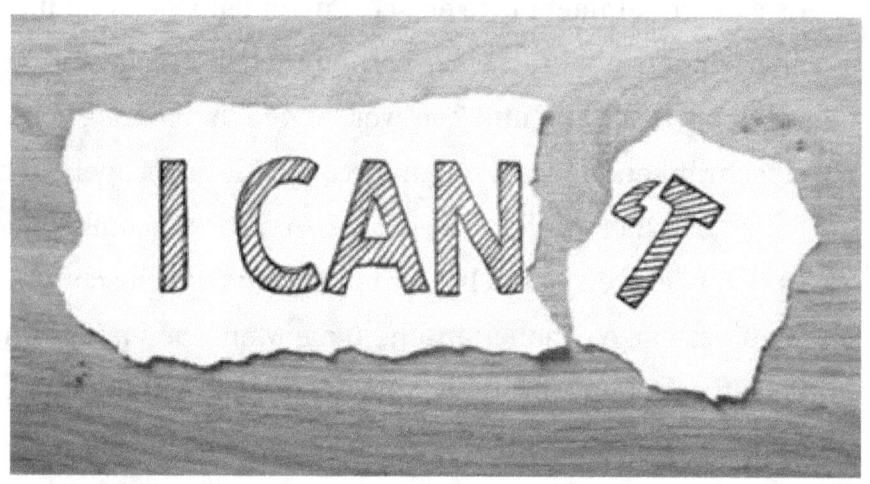

Der Aufbau von Selbstvertrauen ist ein fortlaufender Prozess, der Entschlossenheit und Energie erfordert. Hier sind einige Schritte, über die Sie nachdenken sollten, wenn Sie versuchen, Ihres aufzubauen:

Schritt 1: Verlassen Sie Ihre Komfortzone

Wenn Sie unerschütterliches Selbstvertrauen haben wollen, müssen Sie bereit sein, aus Ihrer Komfortzone herauszutreten, damit Sie Dinge tun können, die nicht alltäglich sind. Sie müssen den in Ihnen brennenden Drang wecken, außergewöhnlich zu sein.

Vielleicht haben Sie eine brillante Idee, von der Sie glauben, dass Ihr Unternehmen davon profitieren könnte, aber Sie wissen nicht, wie Sie das Ihrem Chef mitteilen sollen.

Vielleicht haben Sie einen Schwarm, den Sie sich nie getraut haben, anzusprechen.

Das Problem, das entsteht, wenn Sie diesen Wünschen nicht nachkommen, ist, dass Sie genau dort stagnieren, wo Sie sind. Die Wahrheit ist, wenn Sie es versäumen, neue Erfahrungen zu erforschen, lassen Sie die Angst Ihren Sonnenschein wegnehmen. Sie graben sich einfach tiefer in Ihre Komfortzone ein. Das Loch, in dem Sie schon seit mehreren Jahrzehnten sitzen.

Ja, es mag einschüchternd sein, den ersten Schritt ins Unbekannte zu wagen und zu riskieren, durch Misserfolge in Verlegenheit gebracht zu werden. Aber wenn Sie darüber nachdenken, ist es nur 'FEAR' - False Evidence Appearing Real. Was ist das Schlimmste, was passieren könnte? Oft machen Sie sich nur zu viele Gedanken. Aus Ihrer Komfortzone herauszutreten kann so entmutigend sein, aber es ist wichtig, wenn Sie Ihre Lebensaufgabe erfüllen und unerschütterliches Vertrauen haben wollen. Dies könnte die Art und Weise sein, wie Sie sich endlich selbst beweisen können, dass Sie alles erreichen können, was Sie sich vornehmen.

Denn was ist das Schlimmste, was passieren kann? Sie können sich mit Ihrem Chef austauschen und das Unternehmen zum Erfolg führen, oder der Chef lehnt es einfach ab. Sie könnten das Mädchen oder den Jungen um ein Date bitten, und sie könnten entweder ja oder nein sagen - Sie bekommen auch

Ihre Antwort, ohne zu viel Zeit mit dem Raten zu verschwenden. So oder so, es ist eine Win-Win-Situation. Das Geheimnis für ein solides Selbstvertrauen beginnt bei Ihnen!

Eine Sache, die ich Ihnen mit Sicherheit sagen kann, ist, dass Sie aus Ihrer Komfortzone herauskommen müssen, indem Sie sich zunächst Mikroziele setzen, die sich schließlich alle zu einem größeren Bild summieren werden. Mikroziele beziehen sich einfach auf kleine Teile des größeren Ziels, das Sie haben. Wenn Sie Ihre größeren Ziele in kleine Stücke zerlegen, wird es ganz einfach, sie zu erreichen, und Sie werden dabei viel Spaß haben. Dies wird auch Ihren Schwung aufbauen, um weiter zu machen, bis Sie Ihr Ziel erreicht haben.

Nehmen wir also an, Sie haben eine Geschäftsidee oder -strategie, die Sie gerne mit Ihrem Chef teilen würden, aber Sie haben nicht den Mut dazu gefunden. Was Sie stattdessen tun können, ist, Ihr Hauptergebnis in kleinere Ziele aufzuteilen, die schließlich zu ähnlichen Ergebnissen führen. Machen Sie kleine Schritte, um anzufangen, egal wie klein sie auch sein mögen. Anstatt den großen Sprung zu wagen und sich überwältigt zu fühlen, nimmt es Ihnen den Druck, klein anzufangen. Wenn Sie dies tun, machen Sie die Dinge einfach ganz leicht verdaulich und machen Folgemaßnahmen einfach. Sie mögen also dieses Mädchen oder diesen Jungen und trauen sich nicht, es ihnen zu sagen. Aber vielleicht ist er oder sie gar nicht erst Single. Ihr Mikroziel sollte also sein, zuerst eine Beziehung zu ihnen aufzubauen, bevor Sie in die Tiefe der Dinge eintauchen. Noch bevor Sie sie zu einem Date einladen, sollten Sie sie kennenlernen, indem Sie einfach ein kurzes Gespräch mit ihr/ihm beginnen. Ist das nicht besser? Das klingt nicht so, als würden Sie sie stalken.

Das heißt, Sie müssen zu schätzen wissen, dass Sie aus Ihrer Komfortzone heraustreten können, wenn Sie sich Mikro-Ziele setzen. Wenn Sie Ihre Mikroziele eines nach dem anderen erreichen, werden Sie erkennen, dass jeder kleine Sieg Ihnen helfen kann, das Selbstvertrauen zu bekommen, das Sie brauchen, um voranzukommen. Fordern Sie sich selbst heraus, dass Sie jeden Tag etwas Außergewöhnliches tun werden und sehen Sie, wie dadurch Ihr Selbstvertrauen wächst.

Schritt 2: Kennen Sie Ihren Wert

Wussten Sie, dass Menschen mit felsenfestem Vertrauen oft sehr entscheidungsfreudig sind? Eine Sache, die bei erfolgreichen Menschen ziemlich bewundernswert ist, ist, dass sie sich nicht zu viel Zeit nehmen, um kleine Entscheidungen zu treffen. Sie überanalysieren die Dinge einfach nicht. Der Grund, warum sie schnelle Entscheidungen treffen können, ist, dass sie bereits ihr großes Bild, das ultimative Ergebnis, kennen.

Aber wie können Sie definieren, was Sie wollen?

Der allererste Schritt ist, dass Sie Ihre Werte definieren. Laut Tony Robbins, einem Autor, gibt es zwei verschiedene Werte:

Endwerte und Mittelwerte. Diese beiden Arten von Werten sind mit dem emotionalen Zustand verbunden, den Sie sich wünschen: Glück, ein Gefühl der Sicherheit und Erfüllung, um nur einige zu nennen.

Mittelwerte

Diese beziehen sich einfach auf Möglichkeiten, mit denen Sie die gewünschte Emotion auslösen können. Ein sehr gutes Beispiel ist Geld, das oft als Mittel, nicht als Zweck dient. Es ist eine Sache, die Ihnen finanzielle Freiheit bietet, etwas, das Sie sich wünschen und ist daher ein Mittelwert.

Beendet Werte

Dies bezieht sich auf Emotionen, nach denen Sie suchen, wie Liebe, Glück und ein Gefühl der Sicherheit. Sie sind einfach die Dinge, die Ihre Mittelwerte bieten. Zum Beispiel wird das Geld Ihnen Sicherheit und finanzielle Stabilität geben.

Mit anderen Worten, der Mittelwert ist das, was Sie glauben, dass Sie sich wünschen, um endlich die Endwerte zu bekommen. Das Wichtigste ist, dass Sie Klarheit darüber haben, was Sie wertschätzen, damit Sie viel schneller fundierte Entscheidungen treffen können. Das wiederum gibt Ihnen ein starkes Identitätsgefühl, und daraus schöpfen Sie immerwährendes Vertrauen. Sie müssen die Kontrolle über Ihr Leben haben und nicht andersherum.

Eine Möglichkeit, das zu tun, ist sicherzustellen, dass Sie Ihre Endwerte definieren. Sie können damit beginnen, indem Sie sich jede Woche mindestens ein oder zwei Stunden Zeit nehmen, um aufzuschreiben, was Ihre Endwerte sind. Um dorthin zu gelangen, fangen Sie damit an, zu formulieren, was Ihre Werte sind, die Sie verfeinern möchten, um Ihr Traumleben zu erreichen.

Einige der Fragen, die Ihnen helfen könnten, die Dinge ins rechte Licht zu rücken, sind;

- Was sind einige der Dinge, die in Ihrem Leben am wichtigsten sind?
- Gibt es Dinge in Ihrem Leben, die Sie nicht interessieren?
- Wenn Sie eine schwierige Entscheidung treffen müssten, zu welchen Werten würden Sie stehen und welche würden Sie missachten?
- Wenn Sie Kinder haben oder hatten, was sind einige der Werte, die Sie ihnen vermitteln werden?

Schritt 3: Schaffen Sie Ihr eigenes Glück

Glück ist eine Wahl, und auch die besten Hindernisse sind selbst erzeugte Zwänge wie der Gedanke, dass man des Glücks unwürdig ist.

Wenn Sie sich der Freude nicht würdig fühlen, dann glauben Sie auch nicht, dass Sie die guten Dinge im Leben verdienen, die Dinge, die Sie glücklich machen, und das wird genau das sein, was Sie davon abhält, glücklich zu sein.

Sie können glücklicher sein. Es hängt von Ihrer Auswahl dessen ab, worauf Sie sich konzentrieren. Wählen Sie also Glück.

Glück ist nicht etwas, das einem passiert. Es ist eine Wahl, aber es erfordert Anstrengung. Warten Sie nicht darauf, dass jemand anderes Sie glücklich macht, denn das kann ein ewiges Warten sein. Keine äußere Person und kein äußerer Umstand kann Sie glücklich machen.

Glücklichsein ist eine innere Emotion. Äußere Umstände sind nur zu 10 Prozent für Ihr Glück verantwortlich. Die anderen 90 Prozent sind, wie Sie sich angesichts dieser Umstände verhalten und welche Einstellung Sie einnehmen. Das wissenschaftliche Rezept für Glück lautet: Äußere Umstände 10 Prozent, Gene 50 Prozent und absichtliche Aktivitäten - das ist der Punkt, an dem das Lernen und die Übungen ins Spiel kommen - 40 Prozent. Manche Menschen werden glücklicher geboren als andere, aber wenn Sie unglücklicher geboren sind und die Übungen machen, werden Sie am Ende glücklicher sein als jemand, der glücklicher geboren wurde und sie nicht macht. Was beide Gleichungen gemeinsam haben, ist der minimale Einfluss von äußeren Bedingungen auf unser Glück. Wir gehen meist davon aus, dass unsere Situation einen viel größeren Einfluss auf unser Glück hat. Das Interessante daran ist, dass man das Glück oft dann findet, wenn man aufhört, danach zu suchen. Genießen Sie jeden einzelnen Moment. Erwarten Sie Wunder und Gelegenheiten an jeder Ecke, und früher oder später werden Sie ihnen begegnen. Worauf auch immer Sie sich konzentrieren, Sie werden mehr davon sehen. Entscheiden Sie sich dafür, sich auf Gelegenheiten zu konzentrieren, entscheiden Sie sich dafür, sich auf das Gute zu konzentrieren, und entscheiden Sie sich dafür, sich auf das Glück zu konzentrieren. Machen Sie Ihr eigenes Glück.

Schritt 4: Seien Sie bereit, sich auf Veränderungen einzulassen

Haben Sie sich jemals dabei ertappt, wie Sie sich Gedanken über die Zukunft oder die Vergangenheit gemacht haben? Das ist etwas, das viele von uns selbst tun. Allerdings ist hier die Sache; die Person, die Sie vor fünf Jahren waren oder in fünf Jahren sein werden, ist sehr verschieden von dem, was Sie jetzt sind.

Sie werden feststellen, dass Ihr Geschmack, Ihre Interessen und Ihre Freunde vor fünf Jahren anders waren als heute, und die Chancen stehen gut, dass sie auch in fünf Jahren noch anders sein werden. Der Punkt ist, dass es entscheidend ist, dass Sie annehmen, wer Sie heute sind und wissen, dass Sie eine aktive Entwicklung sind.

Laut der Forschung von Carol Dweck ist es klar, dass Kinder in der Schule gut abschneiden, sobald sie eine Wachstumsmentalität annehmen. In der Tat, mit der Wachstumsmentalität glauben sie, dass sie in einem bestimmten Fach gut abschneiden können. Das ist genau das Gegenteil von dem, was Kinder mit einer fixen Denkweise erleben, denn sie glauben, dass das, was sie sind und alles, was sie haben, dauerhaft ist. Daher schränkt die Vorstellung, dass man nicht wachsen kann, nur das Selbstvertrauen ein.

Was Sie tun sollten, um all das zu umarmen, was Sie sind, ist, mit der Selbstbeurteilung aufzuhören. Die meiste Zeit sind wir draußen und beurteilen Menschen danach, was sie sagen, wie sie es sagen, was sie tragen und wie sie handeln. Auf die gleiche Weise beurteilen wir uns selbst in unserem Kopf, indem wir unser vergangenes und gegenwärtiges Selbst vergleichen.

Damit Sie ein starkes Selbstbewusstsein entwickeln können, ist es wichtig, dass Sie damit beginnen, die Gewohnheit der Selbstbeurteilung und der negativen Kritik zu besiegen. Ja, das ist etwas, das anfangs schwierig sein kann, aber wenn Sie anfangen, es zu praktizieren, erkennen Sie, wie rückschrittlich das war.

Sie können damit beginnen, indem Sie mindestens ein oder zwei Tage pro Woche wählen, an denen Sie überhaupt kein Urteil fällen. Wenn Sie nichts Gutes zu sagen haben, sagen Sie es nicht. Wenn Ihnen ein negativer Gedanke durch den Kopf geht, ersetzen Sie ihn durch einen positiven.

Allmählich wird sich Ihr Geist auf einen Zustand des Nicht-Urteilens einstellen, und bald wird dies Ihr natürlicher Geisteszustand werden. Dies wird Ihnen nicht nur helfen, andere zu umarmen, sondern auch sich selbst so zu akzeptieren, wie Sie wirklich sind.

Schritt 5: Präsent sein

Klingt einfach, oder? Es ist wichtig und notwendig, dass Sie Ihr Selbstvertrauen aufbauen. Indem Sie präsent sind, erlauben Sie einfach Ihrem Geist, Körper und Ihrer Seele, sich mit der anstehenden Aufgabe zu beschäftigen.

Stellen wir uns vor, wir sprechen mit jemandem, der nicht zuhört, was Sie sagen. Das ist etwas, das wahrscheinlich vielen von uns schon passiert ist. Wie haben Sie sich dabei gefühlt? Stellen Sie sich andererseits vor, Sie sprechen mit jemandem und haben das Gefühl, Sie wären die einzige Person im Raum. Fühlt sich ziemlich besonders an, oder?

Der Grund, warum Sie sich besonders fühlen, ist, dass sie in diesem Moment anwesend waren. Sie haben sehr genau darauf geachtet, was Sie sagen, und jede Emotion mit Ihnen gefühlt. Sie waren auf einer tieferen Ebene an dem Gespräch beteiligt. Auf diese Weise können Sie Informationen behalten und trotzdem Empathie empfinden.

Um präsent zu sein, müssen Sie einen mentalen Doppel-Check entwickeln. Das bedeutet einfach, dass Sie sich selbst regelmäßig mental überprüfen sollten. Um das zu tun, müssen Sie einen mentalen Auslöser oder Kalender entwickeln, in dem Sie sich fragen, wo Ihr Geist ist. Dies ist die Zeit, in der Sie als Beobachter Ihres Geistes agieren.

Denken Sie an eine Essensreservierung, während Sie in einem Meeting sind? Denken Sie, dass Sie nicht gut genug sind? Sich aus diesen negativen Gedanken herauszuholen bedeutet, dass

Sie immer wieder geistig bei sich selbst vorbeischauen. Sobald Sie die Antwort auf Ihre Frage haben, atmen Sie tief ein und richten Sie Ihren Fokus wieder auf das Wesentliche.

Kapitel 5
Tägliche Gewohnheiten zur Festigung und Steigerung Ihres Selbstwertgefühls

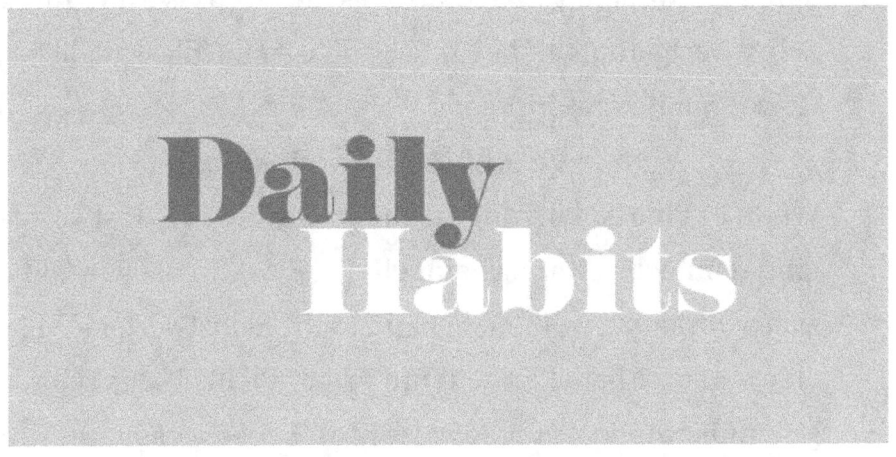

Nachdem Sie nun herausgefunden haben, wie Sie Ihre einschränkenden Glaubenssätze identifizieren und überwinden können, können Sie damit beginnen, Ihr Selbstvertrauen wieder aufzubauen, indem Sie Ihr Selbstwertgefühl stärken. Dazu müssen Sie zunächst Ihre Selbstwahrnehmung ändern.

Sie müssen ändern, wie Sie sich selbst betrachten und wie Sie sich selbst sehen. Jeder hat eine Selbstwahrnehmung. Jeder hat ein mentales Bild im Kopf, wer er ist, wozu er fähig ist und wohin er geht.

Wenn Sie unter geringem Selbstvertrauen leiden, haben Sie eine negative Einstellung zu diesen Dingen. Sie haben wahrscheinlich das Gefühl, dass Sie nicht viel wert sind und dass alles, was Sie versuchen, in Mittelmäßigkeit oder Versagen enden wird.

Sie müssen an Ihrer Selbstwahrnehmung arbeiten, wenn Sie Ihr Selbstwertgefühl steigern und Ihr Selbstvertrauen aufbauen wollen. Um den Prozess der Verbesserung Ihres Selbstwertgefühls zu beginnen, müssen Sie diese täglichen Gewohnheiten in Ihr Leben einbauen.

Vergeben Sie sich selbst

Wenn es eine Abkürzung zu einem gesunden Selbstwertgefühl gibt, dann ist es wahrscheinlich diese. Wenn Sie es schaffen, sich selbst zu verzeihen, heben Sie Ihr Selbstwertgefühl auf eine andere Ebene. Es geht um Freundlichkeit uns selbst gegenüber und darum, Mitgefühl zu haben - nicht nur für andere, sondern auch für uns selbst. (Verwechseln Sie das nicht mit Selbstmitleid, das ist giftig.)

Ein Grund für ein niedriges Selbstwertgefühl ist, dass wir uns schuldig fühlen für etwas, das wir getan oder unterlassen haben, daher ist es entscheidend, sich selbst zu vergeben. Sobald Sie das geschafft haben, steigt Ihr Selbstwertgefühl und Sie werden auch in der Lage sein, anderen zu vergeben.

Seien Sie nachsichtig mit sich selbst, akzeptieren Sie Ihre Fehler und geloben Sie, sie nie zu wiederholen, verzeihen Sie sich Ihre Schwächen (Sie sind nur ein Mensch und müssen nicht perfekt sein) und arbeiten Sie an Ihren eigenen Stärken. Verzeihen Sie sich Ihre Sünden und wiederholen Sie sie nach Möglichkeit nicht.

Die Veränderungen, die Sie sehen werden, wenn Sie herausfinden, wie Sie sich selbst verzeihen können, sind absolut bemerkenswert! Gelegentlich verschwinden Störungen; gelegentlich löst Selbstvergebung die vorherige Energieblockade auf, um Reichtum in Ihr Leben kommen zu lassen. Tun Sie es einfach und sehen Sie, was Vergebung in Ihrem Leben für Sie tun wird.

Erweitern Sie Ihr Wissen

Ein weiterer Schritt, um Ihr Selbstvertrauen zu stärken, besteht darin, sicherzustellen, dass Sie sowohl in Ihrem persönlichen als auch in Ihrem beruflichen Umfeld Wissen erwerben. Es gibt immer einen Bereich, in dem Sie das Gefühl haben, dass Sie in Ihrem Wissen und Verständnis eingeschränkt sind.

Wenn Sie mehr Selbstvertrauen haben wollen, dann müssen Sie Ihre Beherrschung in diesem Bereich nachweisen. Sie können Ihr Wissen erweitern, indem Sie Online-Kurse belegen, an ähnlichen Konferenzen und Veranstaltungen teilnehmen und Bücher lesen. Eine andere Sache, die Sie genießen können, während Sie Wissen erwerben, sind Telekurse, in denen Sie mit Gleichgesinnten interagieren und sich an Diskussionen beteiligen können. Dies trägt wesentlich dazu bei, Ihr Selbstvertrauen zu stärken.

Ändern Sie Ihre Selbstgespräche

Selbstgespräche sind lediglich der Akt des Selbstgesprächs, entweder in Gedanken oder laut. Es ist jeder Gedanke, der als Reaktion auf äußere Reize in Ihrem Kopf auftaucht. Die Art und Weise, wie Sie sich in Situationen fühlen, hängt davon ab, was Sie sich selbst sagen.

Wenn Sie negativ über die Situation denken, führt dies zu negativen Gefühlen wie Irritation oder Ängstlichkeit. Wenn Sie positiv über die Situation denken, führt dies zu positiven Gefühlen wie Aufregung oder Glück.

Wenn Sie daran arbeiten, Ihr Selbstwertgefühl zu steigern, werden Sie sich der ständigen Selbstgespräche, die zu negativen Gefühlen führen, bewusster, und Sie können sie durch positive Selbstgespräche ersetzen, die ein höheres Selbstwertgefühl fördern.

Wenn Sie sich zum Beispiel jedes Mal, wenn Sie in den Spiegel schauen, sagen, dass Sie dick sind, müssen Sie damit aufhören und diese Gedanken durch Worte der Ermutigung ersetzen. In diesem Beispiel haben Sie sich antrainiert, auf Bereiche Ihres Körpers zu schauen, die Sie verunsichern, und Ihre Unsicherheit zu verstärken, indem Sie sagen: "Ich bin dick." Wenn Sie sich selbst beibringen, in den Spiegel zu schauen und Ihren Körper zu schätzen oder sich auf einen Bereich zu konzentrieren, in dem Sie sich gut fühlen, wird dies mit der Zeit Ihr Selbstbild und Ihr Selbstvertrauen verändern.

Affirmationen üben

Affirmationen sind einfache, positive Aussagen, die Sie über sich selbst sagen, um negative Denkmuster zu verändern. Sie können jeden Tag eine Reihe von Affirmationen sagen oder sie verwenden, um negative Selbstgespräche zu ersetzen. Affirmationen helfen dabei, das Selbstwertgefühl zu verbessern, indem sie neue Glaubenssätze implantieren, um Glaubenssätze zu ersetzen, die ein geringes Selbstwertgefühl verursachen.

Wenn Sie versuchen, Ihre automatischen Gedanken und negativen Selbstgespräche zu ändern, ist es hilfreich, eine Reihe von Affirmationen zu haben, die Sie anstelle der alten, negativen Denkmuster, die Sie entwickelt haben, verwenden können. Bei ausreichender Wiederholung werden sich die Affirmationen in Ihrem Unterbewusstsein verankern.

Bald werden wir ausführlicher über positive Affirmationen sprechen und darüber, wie sie Sie dabei unterstützen können, ein solides Selbstvertrauen zu entwickeln.

Stop-Vergleiche

Sie müssen erkennen, dass Sie einzigartig sind. Man muss auch erkennen, dass man nie die ganze Geschichte erfährt und dass jeder eine Fassade aufbaut, um seine Unsicherheiten zu verbergen.

Wenn Sie sich mit anderen vergleichen, vergleichen Sie sich lediglich mit der Fassade, die andere der Welt präsentieren.

Jeder hat Gedanken, Zweifel, Unsicherheiten, Urteile und andere innere Kämpfe, mit denen er sich in seinem Kopf auseinandersetzt.

Sie müssen auch aufhören, Vergleiche zu benutzen, um sich selbst gut zu fühlen. Es ist verlockend, dies zu tun, um das eigene Ego zu füttern, aber es wird zu einem Teufelskreis. Wenn Sie Vergleiche verwenden, um sich selbst besser zu fühlen, wird Ihr Gehirn sie automatisch dazu verwenden, dass Sie sich schlechter fühlen. Die einzige Möglichkeit, dem zu entgehen, ist, sich selbst davon abzuschneiden, Vergleiche zwischen sich und anderen anzustellen.

Urteilsvermögen eliminieren

Urteilen ist eine der destruktivsten und unproduktivsten Gewohnheiten, die man entwickeln kann. Leider leben nur wenige ein Leben, das frei von wertenden Gedanken ist. Urteilen und wahres Vertrauen sind unvereinbar. Man kann niemals echten Frieden erfahren, wenn man an Urteilen festhält.

Das Urteilen wird in uns zur Gewohnheit; wir tun es ganz natürlich, ohne es überhaupt zu bemerken. Wir beurteilen uns selbst als eine Form der Bestrafung dafür, dass wir nicht perfekt sind, und wir beurteilen andere in dem Versuch, uns selbst besser zu fühlen.

Menschen, die wirklich mit sich selbst zufrieden sind, verspüren nicht den Drang, andere oder sich selbst zu beurteilen.

Der erste Schritt auf dem Weg zu dieser Art von Freiheit ist die Akzeptanz, dass es im Universum nichts Perfektes gibt.
Sie müssen lernen, sich selbst so zu nehmen, wie Sie sind, und andere genauso zu akzeptieren. Jeder kam mit unterschiedlichen Persönlichkeiten auf diese Welt, hat verschiedene Erfahrungen gemacht, die uns geprägt haben, und wir alle stehen weiterhin vor Herausforderungen. Über jemanden zu urteilen ist unfair.

Schuldgefühle aufgeben

Schuld ist eine der destruktivsten Emotionen, und die Welt ist voll von schuldbeladenen Männern und Frauen. Das Schlimmste ist, dass es ein unnötiges Gefühl ist. Ein ganzes Buch könnte über die Nutzlosigkeit der Emotion geschrieben werden. Es wäre kein Problem, wenn wir uns für ein paar Augenblicke schuldig fühlen und dann mit unserem Leben weitermachen könnten, aber leider leben viele Menschen mit chronischen Schuldgefühlen.

Warum fühlen wir uns immer schuldig? Weil wir unser ganzes Leben lang darauf konditioniert worden sind, uns schuldig zu fühlen. Bewusst oder unbewusst, seit unserer Jugend, haben unsere Lieben, Freunde, die Gesellschaft, die Schule und die Religion unsere Gewissensbisse gefüttert und durch das Bestrafungs- und Belohnungssystem erzwungen.

Als Kinder hat uns jeder ständig an unser schlechtes Verhalten erinnert und uns mit anderen Kindern verglichen, die sich so viel besser benommen haben. Schuldgefühle wurden benutzt, um uns zu kontrollieren.

Das Schlimme daran ist, dass diese Art der Behandlung dazu führt, dass wir uns schuldig fühlen, auch wenn wir nichts Schlimmes getan haben. Außerdem war Schuld für eine ziemlich lange Zeit mit Fürsorge verbunden. Wenn man sich wirklich kümmert, muss man sich schuldig fühlen, und wenn man sich nicht kümmert und sich nicht schuldig fühlt, ist man ein schrecklicher Mensch. Nichts ist weiter von der Realität entfernt.

Schuldgefühle dienen Ihnen überhaupt nicht; sie fügen Ihnen nur echten psychologischen Schaden zu und bewirken, dass Sie sich verachtenswert fühlen. Beenden Sie die Schuld-Illusion noch heute. Es gibt einen gewaltigen Unterschied zwischen Schuldgefühlen und dem Lernen aus Ihren Fehlern. Schuldgefühle bringen immer Bestrafung mit sich, die sich in verschiedenen Formen äußert: Depressionen, Gefühle der Unzulänglichkeit, mangelndes Selbstvertrauen, unzureichendes Selbstwertgefühl und die Unfähigkeit, andere und sich selbst zu schätzen.

Das Fantastische ist, dass Sie sich umso weniger schuldig fühlen werden, je mehr Sie an Ihrem eigenen Selbstwertgefühl und Ihrer Authentizität arbeiten und mit den richtigen Menschen zusammen sind. Wann immer Sie sich schuldig fühlen, erinnern Sie sich daran, dass es eine unnötige Emotion ist, und lernen Sie aus dem Fehler. Das ist alles, was Sie tun müssen.

Konzentrieren Sie sich auf Ihre Stärken

Wenn Sie oft mit toxischen Menschen zu tun haben, könnten diese versucht sein, Ihre Schwächen zu benennen. Ignorieren Sie sie. Es ist zwar gut, unsere Schwächen zu kennen - wir verstehen sie, aber wir brauchen niemanden, der uns ständig daran erinnert, dass es besser für uns ist, uns unserer Stärken bewusst zu werden und uns darauf zu konzentrieren.

- Was sind die fünf wichtigsten persönlichen Eigenschaften und beruflichen Stärken?
- Was können Sie besser als andere?
- Was sind Ihre wichtigsten persönlichen und beruflichen Erfolge?
- Was macht Sie einzigartig und stark?

Dann ist es an der Zeit, sie zu festigen. Üben Sie sie und konzentrieren Sie sich auf sie - die, die Sie haben und die, die Sie wollen.

Lernen Sie, NEIN zu sagen

Es könnte Personen in Ihrem Leben geben, die versuchen, Sie zu überzeugen, Dinge zu tun, auch wenn Sie sie nicht tun wollen, und gelegentlich, weil wir es allen recht machen wollen, sagen wir "JA" zu ihnen, auch wenn unsere innere Stimme "NEIN" sagt. Ja zu sagen, wenn wir gerne "NEIN" sagen würden, schadet unserem Selbstwertgefühl und wir können uns danach irgendwie traurig oder wütend fühlen.

Wenn Sie lernen, Nein zu sagen, wird sich Ihr Leben um einiges verbessern. Sie werden mehr von IHR bekommen, denn jedes Mal, wenn Sie JA sagen, obwohl Sie NEIN meinen, werden Sie ein kleines Stück von sich selbst los und Ihr Selbstwertgefühl sinkt.

Wenn Sie entscheiden, dass ein "Ja" ein "Ja" und ein "Nein" ein "Nein" ist, werden Sie sich besser fühlen. Das bedeutet weniger Verpflichtungen und obwohl es anfangs schwer ist, Ihren Freunden und Ihrer Familie "NEIN" zu sagen, sind die Vorteile groß.

Die erfolgreichsten Menschen sagen ziemlich oft "Nein". Seien Sie also sicher, dass Sie "NEIN" sagen können, ohne sich schuldig zu fühlen.

Umgeben Sie sich mit Positivität

Es ist zwar kein guter Schachzug, die Schuld für unser Versagen auf andere zu schieben, aber oft können andere Menschen für unser geringes Selbstwertgefühl verantwortlich sein. Das trifft zu, wenn wir mit den falschen Leuten abhängen - wenn unsere Freunde dazu neigen, uns auf unsere Schwächen hinzuweisen, anstatt uns aufzubauen und von uns zu schwärmen.

Und das ist der Grund, warum Sie toxische Menschen vermeiden müssen. Ironischerweise sind es, wenn Sie alles bedenken, was wir im ersten Kapitel gesagt haben, oft die Menschen, denen es an Selbstvertrauen mangelt, die das Bedürfnis haben, zu versuchen, unseres zu beschädigen. Sie lassen uns klein fühlen, damit sie sich selbst größer fühlen. Wenn Sie solche negativen und toxischen Menschen kennen, dann sollten Sie bewusst versuchen, nicht mehr mit dieser Art von Menschen abzuhängen. Ebenso sollten Sie mehr Zeit mit den positiven Menschen verbringen, die Sie lieben.

Und wenn Sie doch Zeit mit Menschen verbringen müssen, die Ihre Wertschätzung verletzen? Dann überlegen Sie sich einfach, was ihre Motive für alles sind, was sie sagen. Wenn sie Sie kritisieren, ist es dann, weil sie wirklich denken, dass Sie etwas falsch gemacht haben? Oder ist es, weil sie neidisch sind? Oder weil sie einfach eine negative Person sind? Lassen Sie sich nicht davon beeinflussen, wie Sie sich selbst fühlen.

Verbessern Sie sich selbst

Viele von uns haben Dinge, die wir an uns selbst nicht mögen. Aber oft können diese Dinge verbessert werden. Und der bloße Versuch, sich zu verbessern, kann uns oft schon einen enormen Schub an Selbstwertgefühl geben.

Wenn Sie also nicht mögen, wie Sie aussehen, dann überlegen Sie, wie Sie Ihren Stil vielleicht verbessern können, um besser auszusehen. Wenn Sie sich zu "dünn" fühlen, dann nehmen Sie zu. Wenn Sie sich übergewichtig fühlen, dann nehmen Sie ab. Wenn Sie denken, dass Sie ein wenig schwer von Begriff sind, dann arbeiten Sie an Ihrer Schlagfertigkeit. Wenn Ihre Mathematik Sie im Stich lässt, dann nehmen Sie Nachhilfe!

Selbstfürsorge einbeziehen

Die Vernachlässigung der eigenen Bedürfnisse kann zu einem geringen Selbstwertgefühl beitragen, aber auch ein Symptom für ein geringes Selbstwertgefühl sein. Selbstfürsorge ist lediglich etwas zu tun, weil es Sie glücklich macht.

Es kann so einfach sein wie ein entspannendes Schaumbad, eine Massage oder ein Spaziergang allein. Selbstfürsorge wird oft als Egoismus angesehen. Menschen fühlen sich oft schuldig, wenn sie Zeit für sich selbst aufwenden, weil sie denken, dass sie damit anderen das Glück nehmen.

Der erste Schritt, um dies zu ändern, besteht darin, zu erkennen, dass Sie es wert sind, Zeit und Aufmerksamkeit zu bekommen, und alle Gedanken loszulassen, die Schuldgefühle verursachen. Als Nächstes müssen Sie sich eine Sache überlegen, die Sie regelmäßig einbauen können und die zu 100 Prozent für Sie ist.

Sagen Sie Ihren Lieben, dass Sie es tun, und seien Sie zu sich selbst genauso engagiert wie zu allen anderen.

Loslassen von Perfektionismus

Perfektionismus ist oft ein Deckmantel für Unsicherheit. Er ist auch der größte Feind des Vertrauens. Perfektionismus entspringt dem zugrunde liegenden Glauben, dass Sie perfekt sein müssen, um Liebe und Akzeptanz von sich selbst und anderen zu verdienen.

Sie zeigt an, dass ein Individuum seinen Selbstwert auf Leistungen setzt und sein Selbstkonzept anhand von

Handlungen definiert. Diese Denkweise führt zu drastischen Schwankungen der Stimmung und des Selbstbewusstseins und einem immensen Druck, es immer richtig zu machen.

Sie müssen Ihre perfektionistischen Tendenzen loslassen. Sie müssen bedingungslose Liebe und Akzeptanz für sich selbst pflegen und wissen, dass Sie getrennt von Ihren Handlungen und Leistungen sind.

Je mehr Sie bereit sind, sich selbst zu akzeptieren, wenn Sie Fehler machen, desto höher wird Ihr Selbstwertgefühl sein.

Tägliche Siege zelebrieren

Es kann überwältigend werden, wenn wir versuchen, irgendeinen Aspekt unseres Lebens zu verändern. Veränderungen brauchen Zeit, und es kann nur mit täglichen Aktionen geschehen.

Es hat schon viele Menschen gegeben, die ihre Schüchternheit überwinden und ein gesundes Selbstwertgefühl entwickeln konnten, aber das ging nicht von heute auf morgen. Um auf Ihrem Weg zur Steigerung Ihres Selbstwertgefühls und zum Aufbau Ihres Selbstvertrauens motiviert zu bleiben, müssen Sie die kleinen Siege erkennen und feiern.

Das Feiern von kleinen Siegen, wenn Sie auf ein Ziel hinarbeiten, wird ebenfalls dazu beitragen, Ihr Selbstvertrauen zu stärken. Sie verdienen Anerkennung und müssen bereit sein, sich selbst Anerkennung zu geben. Wenn Sie sich immer darauf konzentrieren, wie weit Sie noch von Ihrem Endziel entfernt sind, kann sich Ihre Reise in einen Kampf verwandeln, der mit Zweifeln und Enttäuschungen gefüllt ist. Feiern Sie stattdessen die kleinen Errungenschaften auf dem Weg und lassen Sie sich von der Ermutigung und der Energie zum Weitermachen anstecken.

Seien Sie dankbar für das, was Sie haben

Personen mit geringem Selbstwertgefühl neigen dazu, sich auf die negativen Erfahrungen und den Mangel in ihrem Leben zu konzentrieren. Es ist leicht, sich auf das zu konzentrieren, was man will, aber nicht hat, und es erfordert eine Anstrengung, diese Sichtweise zu ändern.

Das Ausdrücken von Wertschätzung und Dankbarkeit für alles in Ihrem Leben wird Ihre Perspektive in jedem Moment verändern und schließlich Ihre Wahrnehmung von sich selbst und der Welt verändern.

Wenn Sie Dankbarkeit üben, seien Sie dankbar für die Segnungen in Ihrem Leben und dafür, wer Sie als Person sind. Nehmen Sie sich einen Moment Zeit, um drei einzigartige Dinge aufzulisten, die Sie an sich selbst schätzen und drei Dinge, für die Sie in Ihrem Leben dankbar sind. Versuchen Sie, eine Praxis der Dankbarkeit für sich selbst und die Welt auf einer täglichen Basis zu integrieren und sehen Sie, welche Auswirkungen dies auf Ihr allgemeines Selbstwertgefühl hat.

Leidenschaftlichen Glauben ausüben

Eine der Eigenschaften, die ich an selbstbewussten Menschen bewundere, ist, dass sie an ein höheres Wesen glauben. Sie glauben, dass der Schöpfer des Universums einen Zweck für jede lebende Seele hat. Mit anderen Worten: Der Grund, warum wir zu dieser Zeit auf der Erde sind, ist, unseren höheren Zweck zu entdecken und zu erfüllen.

Mit anderen Worten: Sie scheinen genau zu wissen, dass der Erfolg nur eine Frage der Zeit ist, wenn sie sich an den Plan des Schöpfers halten. Wenn Sie also wirklich Erfolg haben wollen, müssen Sie den Glauben haben, dass es möglich ist. Es ist wichtig, dass Sie einen unerschütterlichen Glauben an Ihr Potenzial haben. Wenn Ihr Glaube mit Leidenschaft erfüllt ist, dann ist die Wahrscheinlichkeit groß, dass Sie Ihrer wahren Bestimmung folgen werden.

Realistische Erwartungen setzen

Der schnellste Weg, Ihr Selbstvertrauen zu töten, ist, hohe Erwartungen an sich selbst zu stellen. Sich Ziele zu setzen und auf diese hinzuarbeiten, kann Ihnen helfen, Ihr Selbstvertrauen aufzubauen. Wenn Sie jedoch unrealistische Standards setzen, werden Sie sich am Ende nur besiegt fühlen. Wenn Sie etwas haben, auf das Sie hinarbeiten möchten, setzen Sie sich ein realistisches Ziel, an dem Sie heute arbeiten können. Halten Sie Ihre Ziele klein und erreichbar und stellen Sie sicher, dass Sie jeden kleinen Sieg feiern.

Erwarten Sie, zuversichtlich zu sein

Wussten Sie, dass Erwartungen Vertrauen in Handlungen sind? An dieser Stelle haben Sie sich bereits vorgestellt, wie Sie sich selbstbewusst fühlen würden und wie Sie sich dann fühlen würden. Wenn Sie selbstbewusst sind, reden, handeln und bewegen Sie sich sicher und mit so viel Eifer, wie Sie Ihre Ziele verfolgen. Dann wissen Sie, dass Sie die Sicht, die Gefühle und die Handlungen einer selbstbewussten Person haben. Mit anderen Worten: Sie werden besser in der Lage sein, mehr zu erreichen als Sie erwarten. Wenn Sie erwarten, selbstbewusst zu sein, wird es zur Realität.

Wie wir bereits gesagt haben, ist Selbstvertrauen nicht etwas, das über Nacht passiert. Sie müssen diese umsetzbaren Tipps über Monate hinweg ständig in die Praxis umsetzen. Beginnen Sie damit, Wege aufzuschreiben, wie Sie diese Aktionspläne anwenden wollen. Auf diese Weise wissen Sie genau, wie Sie auf Ihr Ziel hinarbeiten wollen. Wenn Sie danach handeln, werden Sie anfangen, enorme Verbesserungen in Ihrem Selbstvertrauen zu bemerken, und schon bald wird sich dies in solider Zuversicht, Glück, Freude und letztem Erfolg im Leben niederschlagen.

Kapitel 6
Wie man selbstzerstörerisches Verhalten erkennt und überwindet

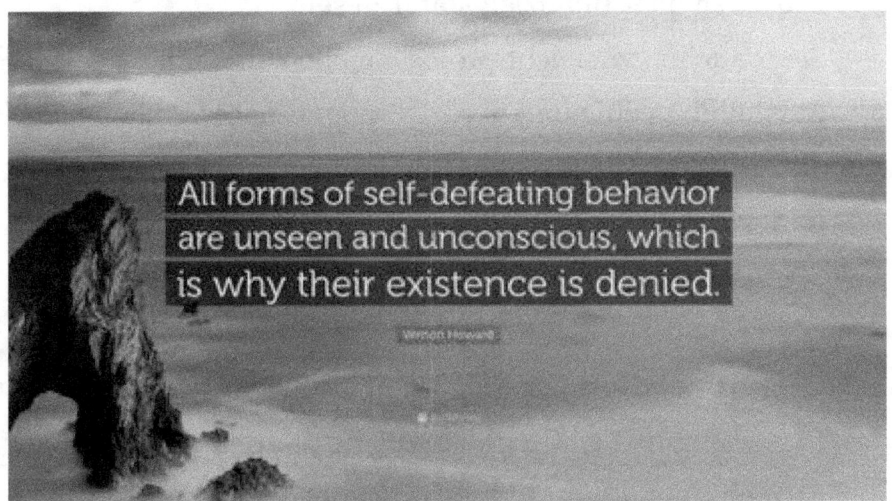

Selbstzerstörerische Gedanken. Wir sind uns normalerweise nicht bewusst, dass wir sie haben, und doch sind sie stark genug, um unsere Entscheidungen zu diktieren. Sie sind stark genug, um unser Leben in bestimmte Richtungen zu lenken, Richtungen, die vielleicht nicht förderlich oder gesund sind, Richtungen, die vielleicht nicht zu einem erfüllten Leben führen. Und alles, was wir sehen, ist negativ.
Selbstzerstörerische Gedanken sind automatisch und gewohnheitsmäßig, knapp unterhalb unseres Bewusstseins. Diese Gedanken sagen uns, dass wir nicht gut genug, würdig oder würdig sind, freudig zu sein, was dazu führt, dass wir unsere Entscheidung verlieren, auf unser Potenzial zuzugehen.

Übermäßiges Essen und schlechtes Benehmen können Ihr Selbstwertgefühl ernsthaft senken. Manchmal ist das der Grund dafür. Traumata im Laufe Ihres Lebens können Ihnen das Gefühl geben, dass Sie es nicht verdienen, attraktiv, sozial zufrieden oder finanziell stabil zu sein.

Sie brauchen vielleicht professionelle Hilfe, um diese Einstellung völlig umzukehren, aber es gibt auch einige Dinge, die Sie selbst tun können. Wir werden sie bald sehen.

In der Zwischenzeit wollen wir uns ansehen, welche Eigenschaften einen selbstzerstörerischen Menschen kennzeichnen.

3 Anzeichen für selbstzerstörerisches Verhalten

Dieser ungünstige Charakterzug beginnt häufig im frühen Erwachsenenalter und unter verschiedenen Umständen. Personen, die diese Art von Persönlichkeit haben, neigen eher dazu, sich von Erfahrungen fernzuhalten, an denen er oder sie Freude hat. Sie haben selten oder nie dauerhafte oder erfolgreiche Beziehungen zu Freunden, Familie oder sogar einer besonderen Person.

Es gibt auch Fälle, in denen die Person, die selbstzerstörerisches Verhalten zeigt, sich auf Beziehungen einlässt, unter denen er oder sie leiden wird. Wenn Sie wissen möchten, ob Sie oder jemand, den Sie kennen, diese Art von Verhalten hat, müssen Sie 3 der häufigsten Anzeichen identifizieren.

1. Wenn Sie die Beziehungen derjenigen überprüfen, die dieses Verhalten haben, ist ein sicheres Zeichen, dass sie nie eine dauerhafte und fruchtbare haben werden. In den meisten Fällen würden sie lieber unerwünschte Situationen wählen, die nur zu Misserfolg, Misshandlung und sogar Unzufriedenheit führen werden. Selbst wenn sie wissen, dass es andere Optionen gibt, die günstigere Ergebnisse haben, wählen sie immer noch diejenigen, die nur zu Traurigkeit und Frustration führen werden.

2. Personen, die dieses Verhalten aufweisen, lehnen jede Chance ab, glücklich zu sein. Sie gehen keinen erfüllenden Aktivitäten nach, selbst wenn sie die Möglichkeit haben, Kontakte zu knüpfen, neue Freunde zu treffen und dabei Spaß zu haben. Sie wollen nicht mit guten Menschen zusammen sein. Sie lehnen ständig diejenigen ab, die sie gut behandeln. Wenn es um die Wahl eines Partners geht, wählen sie lieber einen, der ihnen eine unerfüllte Beziehung bietet.

3. Personen, die diese Art von Verhalten aufweisen, würden niemals Hilfe von anderen Menschen annehmen. Sie bieten anderen jedoch übermäßige Hilfe an, die nicht erbeten wurde. Außerdem sind Personen mit selbstzerstörerischem Verhalten in der Lage, anderen zu helfen, ihre Ziele zu erreichen. Wenn es jedoch um sich selbst geht, ist er oder sie nicht in der Lage, das zu erreichen, was er oder sie sich wünscht.

Diese Personen nutzen diese Art von Verhalten, um ihren Alltag zu bewältigen. Es hindert sie daran, glücklich und erfolgreich zu sein. Wie Sie sehen können, bringt diese Art von Einstellung nichts Gutes für das eigene Leben mit sich. Es wird nur zu einem Teufelskreis, es sei denn, es werden Schritte unternommen, um es loszuwerden.

Das sind Anzeichen dafür, dass Sie SDB haben könnten. Sie müssen sich auch eingestehen, dass Sie ein Problem haben könnten, denn SDB ist ein Problem und zwar eines, das sich zunehmend verschlimmert. Um den Kreislauf der Eskalation zu durchbrechen, müssen Sie es als Problem erkennen. Das ist leichter gesagt als getan, aber denken Sie daran, dass der erste Schritt immer zur Problemerkennung ist.

Dies ist die Grundlage des Discovery-Prozesses. Ohne zu wissen, was das Problem ist, können Sie nicht weiterkommen. Wie bei jeder wissenschaftlichen Herangehensweise an ein Problem müssen Sie damit beginnen, das Problem zu definieren und von dort aus fortzufahren.

Den Ursprung des Ganzen verstehen

Was sind die Ursprünge für dieses Verhalten? Diese Verhaltensweisen entstehen nicht einfach spontan. Um herauszufinden, woher dieses Verhalten kommt, müssen Sie sich selbst genau untersuchen und genau hinschauen.

Häufig stammen selbstzerstörerische Gedanken aus dem Kindesalter. Zu diesem Zeitpunkt erstellen wir Bewertungen, um unsere Sicherheit zu gewährleisten und unsere Lieben zu schützen, genau die Menschen, von denen wir für unseren Lebensunterhalt abhängen.

Wenn Ihre Eltern zum Beispiel sehr kontrollierend waren und fast immer Ihre Entscheidungen für Sie getroffen haben, dann haben sie Ihnen die Eigenverantwortung für Ihre Entscheidungen genommen, was bedeutet, dass Sie sich für die Folgen Ihrer Handlungen nicht verantwortlich fühlen. Was passiert also? Sie fangen an, anderen Menschen die Schuld zu geben, und während Sie das tun, fallen Sie in ein Muster der Schuldzuweisung an die Menschen um Sie herum. Der Ursprung davon war ein Problem in Ihrer Beziehung zu Ihren Eltern.

Was Sie tun müssen, ist, an das erste Mal zurückzudenken, als Sie den SDB ausgestellt haben, und sich an die Ereignisse zu erinnern, die Sie während dieser Zeit erlebt haben. Diese Fragen können Ihnen helfen, tiefer zu graben:

- Welche Art von Problemen traten bei Ihnen auf?
- Welches große Ereignis löste das erste Mal Ihre SDB aus?
- Was hat Sie wirklich verletzt?
- Welche Emotionen haben Sie dabeigehabt?
- Wie war Ihre Reaktion darauf?

Diese Art von Fragen wird Ihnen helfen, Ihr Gedächtnis wieder aufzufrischen, damit Sie sich an die zugrunde liegende Situation während dieser Zeit erinnern können. Denken Sie daran, all diese Informationen in einem Tagebuch festzuhalten, damit Sie sich leicht daran erinnern können. Sie müssen das Problem identifizieren und versuchen, sich daran zu erinnern, wie Ihre Situation zu dieser Zeit war. Dies wird Ihnen helfen, festzustellen und zu verstehen, ob irgendetwas davon einen Einfluss auf die ungünstige Eigenschaft hatte, die Sie derzeit haben.

Manchmal verkennen Menschen den Ursprung, weil sie erwarten, dass er von einem super-traumatischen Ereignis in ihrem Leben herrührt. Es ist jedoch durchaus möglich, dass die Ursprünge ganz alltäglich sein können. Das bedeutet, dass Sie die Geschichte Ihres selbstzerstörerischen Verhaltens sorgfältig aufzeichnen müssen. Es könnte zum Beispiel sein, dass die Quelle Ihrer SDB eine Zurückweisung durch eine Frau in der Mittelstufe war. Das liegt daran, dass nicht alle Menschen gleich sind, manche Menschen sind sensibler als andere und manche Menschen verkraften Ablehnung anders als andere. Sehr oft wird die Lösung des Problems erreicht, indem man versteht, welche Bedürfnisse unbefriedigt geblieben sind.

9 Wege zum Durchbrechen des Kreislaufs von selbstschädigendem Verhalten

Der Standard unserer Gedanken beeinflusst nicht nur, wie wir handeln und mit der Welt interagieren, sondern auch die Art und Weise, wie wir uns selbst sehen, und letztlich, was wir glauben, dass wir effektiv sind. Deshalb ist es so wichtig, selbstzerstörerische Gedanken oder tief verankerte Werte und Ideen, die von Natur aus einschränkend sind, zu erkennen und daran zu arbeiten.

Es ist eine Sache, zu erkennen, dass Sie einen selbstzerstörerischen Gedanken haben. Die meisten Menschen sind sich bewusst genug, um zu erkennen, wenn sie sich in einem negativen Gedankenmuster befinden. Aber der schwierige Teil ist, es zu ändern. Hier sind 9 Tipps, die Ihnen helfen, damit anzufangen.

1. Wissen, was Sie auslöst

Der erste Schritt besteht darin, diese Gedanken zu identifizieren. Oft können selbstverletzende Gedanken die Worte "immer" oder "nie" enthalten. Als Beispiel: *"Ich werde mich nie erholen"*, *"Ich kann mich nie konzentrieren"*, *"Ich schaffe es nie, die Arbeit zu erledigen"*, *"Ich bin immer die Unattraktivste"*, *"Ich bin immer schlechter als andere"*, usw...
Eine andere Möglichkeit, diese Gedanken zu erkennen, ist, sich zu fragen: "Wie fühle ich mich, emotional und körperlich, während ich diesen Gedanken spüre? Gibt mir dieser Gedanke Energie oder nimmt er sie mir weg? " Wenn Sie das Gefühl haben, eingeschränkt zu sein, dann ist Selbstkritik zwecklos und keine konstruktive Selbstreflexion.
Sobald Sie die selbstverletzenden Gedanken, die Sie haben, identifiziert haben, konzentrieren Sie sich darauf, ob Sie sie leben. Dies kann Ihnen helfen zu verstehen, welche Situationen und Personen sie auslösen.

2. Eine Auswahlliste erstellen

Schreiben Sie Ihre selbstschädigenden Gedanken auf ein Blatt Papier, das wird Ihnen sicher helfen, herauszufinden, welche

Emotion hinter einigen Ihrer schädlichen Verhaltensweisen steckt.

Listen Sie mindestens zehn Gefühle auf. Gute Beispiele sind Gefühle der Ablehnung, der Manipulation, der Verlegenheit und sogar, körperlich oder emotional verletzt zu werden. Diese sind viel besser, als allgemeine wie Wut zu schreiben.

3. Schreiben Sie, was Sie denken

Gleich nachdem Sie eine Auswahlliste erstellt haben, müssen Sie die Dinge aufschreiben, an die Sie üblicherweise jedes Mal denken, wenn Gefühle wie diese ausgelöst werden. Dieses Mal können Sie so allgemein wie möglich sein. Wenn Sie sich z. B. zurückgewiesen fühlen, können Sie eine allgemeine Aussage schreiben, die sich auf das bezieht, was Sie vielleicht denken, z. B. dass sich niemand für Sie interessiert und dass Sie nie jemanden finden werden, auf den Sie sich verlassen können.

4. Achten Sie genau auf Ihre Gedanken

Nachdem Sie alle Gedanken aufgelistet haben, die mit dem jeweiligen Trigger Gefühl verbunden sind, besteht der nächste Schritt darin, sich auf diese Gedanken zu konzentrieren. Versuchen Sie, an angenehme Situationen zu denken und überlegen Sie, wie Sie sich an diesem Tag gefühlt haben. Die Situation, an die Sie denken werden, muss das direkte Gegenteil eines Gedankens sein, der mit einem Trigger Gefühl verbunden ist. Dies wird Ihnen helfen, zu erkennen, dass Sie, wenn Sie in einer guten Stimmung und Geistesverfassung sind, dies auf eine andere Art und Weise sehen werden.

5. Ersetzen Sie "Ich kann nicht" durch "Ich will nicht".

Wenn Sie sich besonders selbstbewusst fühlen, ist es leicht, anzunehmen, dass Sie etwas nicht tun können, während es in Wirklichkeit wahrer ist, dass Sie wahrscheinlich einfach nicht wollen, weil es das Potenzial hat, Sie super unangenehm zu machen. Ersetzen Sie den Gedanken "Ich kann nicht" durch "Ich will nicht". Lassen Sie nicht zu, dass Ihre Angst Ihre eigenen Fähigkeiten in den Schatten stellt.

6. Ersetzen Sie "Ich muss" vs. "Ich kann"

So oft nehmen wir unser Leben als selbstverständlich hin und vergessen dabei, dass das, was wir heute haben, das ist, was wir uns früher nur vorstellen konnten. Eine hervorragende Möglichkeit, sich daran zu erinnern, ist, den Begriff "Ich muss" durch "Ich kann" zu ersetzen. Anstatt: "Ich muss dieses Projekt beenden", glauben Sie: "Ich kann dieses Projekt fertigstellen."

7. Denken Sie daran, dass Sie sich selbst ins Rampenlicht stellen.

Niemand denkt mit so viel Frequenz, Aufmerksamkeit und Fokus an Sie. Niemand. Wie können wir das wissen? Weil alle zu sehr damit beschäftigt sind, sich selbst ins Rampenlicht zu stellen. Niemand konzentriert sich auf Ihr Leben, so wie Sie es tun, noch urteilen sie über Sie, sind pingelig oder stellen Vermutungen über Sie an, so wie Sie es in Ihrem Kopf tun.

8. Hören Sie auf, Ehrlichkeit mit Wahrheit zu verwechseln.

Sie mögen etwas ehrlich empfinden, aber das bedeutet nicht, dass es die Wahrheit ist. Ehrlichkeit ist Transparenz, sie bedeutet, nur das auszudrücken, was Sie erleben und wahrnehmen. Wahrheit ist etwas anderes, sie ist objektiv. Den Unterschied zu verstehen, ist ein Muss.

9. Suchen Sie Hilfe

Diese Art von Verhalten loszuwerden, ist nie einfach und kann nicht über Nacht geschehen. An gute Dinge zu denken, wann immer Sie sich schlecht fühlen, wird helfen. Abgesehen davon wird es auch viel besser sein, wenn Sie eine unterstützende Person haben, die Ihnen helfen kann, den gesamten Prozess des Loswerdens dieser Art von Verhalten zu durchlaufen. Suchen Sie sich eine sichere, unterstützende und freundliche Person - einen Freund, einen Mentor, einen Psychiater oder einen Geistlichen -, die Ihnen hilft, die falschen Glaubenssätze zu erkennen, die Sie mitbringen, ohne es zu merken.

Wenn Sie das nächste Mal spüren, dass Sie sich in Ihren unerwünschten Gedanken oder selbstzerstörerischen Verhaltensweisen festfahren, folgen Sie diesen einfachen Strategien, um jedes Mal aus der Routine herauszufinden. Und denken Sie daran: Sie müssen nicht Ihre Gedanken, Gewohnheiten oder Einstellungen sein. Sie sind nicht Ihr Verhalten. Sie besitzen immer die Fähigkeit, Ihre Denkweise zu ändern, um sich selbst aus der Not zu navigieren.

Achtsamkeit kann Ihnen die Werkzeuge liefern, die Sie brauchen, um Ihre Konditionierung umzuprogrammieren, es erfordert etwas Arbeit, aber die Vorteile sind unbezahlbar. Schließlich können Sie sich mit körperlichen und spaßbringenden Aktivitäten beschäftigen. Dies wird Ihnen helfen, zu erkennen, dass es mehr im Leben gibt, als allein, traurig, frustriert und andere negative Gefühle zu sein.

Kapitel 7
Meditation zum Aufbau von Selbstvertrauen

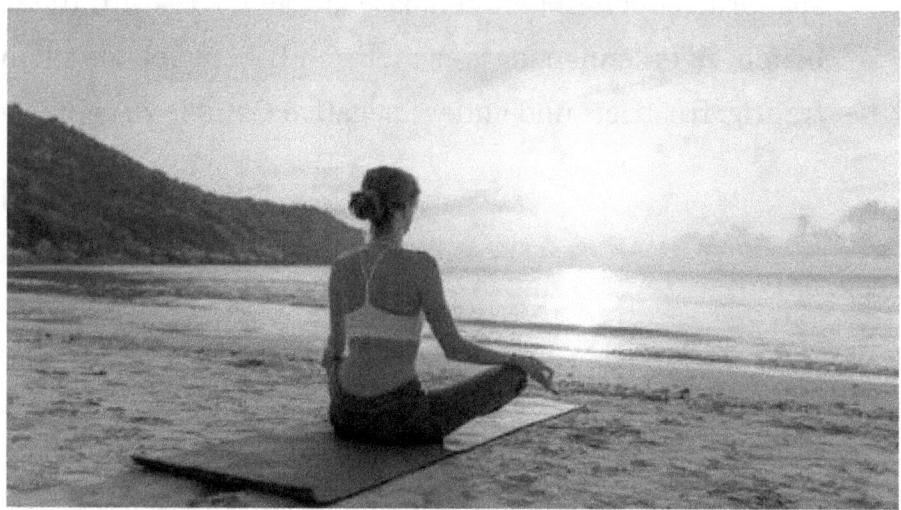

Ein weiteres unglaubliches Werkzeug, um Ihr Selbstvertrauen zu steigern, ist die Meditation.

Viele Menschen zögern, der Meditation eine Chance zu geben, weil sie denken, dass sie irgendwie mystisch ist oder sie nur mit östlicher Religion und Philosophie in Verbindung bringen. Das ist nicht das, was Meditation in Wirklichkeit überhaupt ist.

Stattdessen ist Meditation einfach der Akt der Konzentration - der bewussten Entscheidung, wie Sie Ihre Aufmerksamkeit lenken wollen, und der Entscheidung, worauf Sie sich konzentrieren.

Wir haben bereits gesehen, wie Grübeln und Sorgen uns am

Ende ängstlich machen und unserem Selbstvertrauen schaden können. Meditation gibt uns die Möglichkeit zu entscheiden, worüber wir nachdenken wollen - was auch bedeuten kann, an gar nichts zu denken. Oft läuft Meditation einfach darauf hinaus, den Geist zu beruhigen und ihn zu klären. Wenn Sie gut darin sind, können Sie sich so von Ihren Gedanken lösen oder sie zu einem bestimmten Zeitpunkt ganz entfernen.
Wenn Sie das nächste Mal Panik davor haben, in der Öffentlichkeit zu sprechen, können Sie sich einfach dafür entscheiden, sich darüber zu erheben und Ihre Angst loszulassen - was unglaublich mächtig ist.
Zur Meditation gehört auch eine geübte Atmung, die eine der effektivsten Möglichkeiten zur Stressbewältigung ist. Das liegt daran, dass unsere Atmung eng mit unserer Stressreaktion und unserem sympathischen und parasympathischen Nervensystem verbunden ist. Wenn wir gestresst sind, atmen wir schneller, um mehr Blut zu unseren Muskeln und unserem Gehirn zu bekommen. Wenn wir diese Atmung verlangsamen, hat sie den gegenteiligen Effekt und hilft, uns wieder in den ruhigeren Zustand zu versetzen, der als "Ruhe und Verdauung" bekannt ist.
Im Laufe der Zeit zeigen Studien, dass das Praktizieren von Meditation uns helfen kann, ruhiger, glücklicher und logischer zu sein. Wir können uns über Dinge erheben, die nicht wichtig sind und uns nur auf die Dinge konzentrieren, die wichtig sind. Nicht nur das, sondern es erhöht tatsächlich die

Dominanz der langsameren, ruhigeren Gehirnwellen. Und sie erhöht die kortikale Dicke und die Anzahl der neuronalen Verbindungen im Gehirn. Kurz gesagt, Meditation ist unglaublich gut für Ihre Gehirnkraft und auch für Ihre Leistung.

Entgegen der landläufigen Meinung sind die Vorteile der Meditation also in unterschiedlichem Ausmaß sofort sichtbar. Ab und zu zu meditieren ist großartig und Sie werden mit jeder Sitzung, die Sie machen, eine Veränderung sehen. Allerdings ist eine regelmäßige tägliche Praxis der Meditation der Schlüssel, um die volle Kraft der exponentiell ansteigenden Vorteile zu erleben.

Wie man mit Meditation anfängt

Die folgenden vier Meditationstechniken werden Ihnen helfen, Ihren Geist zu klären und sich auf die Visualisierung von Selbstvertrauen zu konzentrieren. Sie werden Ihnen helfen, neue Glaubenssysteme in Ihr Unterbewusstsein zu implantieren und Ihnen helfen, selbstbewusst zu denken und zu handeln.

1. Achtsame Meditation

Achtsamkeitsmeditation ist die Praxis, Ihren Geist zu klären und sich auf nichts anderes als das Hier und Jetzt zu konzentrieren, ohne zu versuchen, etwas zu ändern und ohne zu urteilen. Wenn Sie diese Praxis täglich anwenden, können Sie Ihren Stress und Ihre Ängste kontrollieren.

Je mehr Sie daran arbeiten, desto stärker wird Ihre Achtsamkeitskraft und Ausdauer werden. Wenn Sie zum ersten Mal mit einer Routine der Achtsamkeitsmeditation beginnen, ist es am besten, mit kürzeren Zeitspannen zu beginnen und die Dauer langsam zu steigern.

Sie wollen Ihre Meditation auch jeden Tag zur gleichen Zeit praktizieren. Je mehr Sie regelmäßig und konsequent üben, desto besser sind die Ergebnisse.

Hier sind die Schritte, um Ihre tägliche Praxis der Achtsamkeitsmeditation zu beginnen.

Schritt 1: Suchen Sie sich einen bequemen Platz, an dem Sie entweder sitzen oder gerade liegen. Sitzen ist oft besser, weil Sie weniger Gefahr laufen, einzuschlafen.

Schritt 2: Stellen Sie einen Timer ein. Wenn Sie zum ersten Mal mit dem Üben beginnen, ist es besser, wenn Sie Ihre Sitzung bei etwa zehn Minuten halten. Sie können diese Zeit jedoch sicherlich erhöhen, wenn Sie das Gefühl haben, dass Sie eine längere Sitzung durchhalten können.

Schritt 3: Beginnen Sie, ruhig zu atmen. Achten Sie darauf, wie sich Ihr Atem anfühlt, wenn er in die Nase, in die Lunge und wieder aus der Nase geht. Achten Sie darauf, wie sich Ihr Bauch oder Brustkorb bei jedem Atemzug hebt und senkt. Es ist wichtig, dass Sie Ihre Atmung nicht verändern oder irgendwelche Bewertungen vornehmen. Atmen Sie normal und konzentrieren Sie sich lediglich auf Ihren Atem und Ihren Körper.

Schritt 4: Als nächstes wollen Sie einen Körperscan durchführen. Beginnen Sie oben auf Ihrem Kopf. Achten Sie darauf, wie er sich anfühlt. Gehen Sie dann zu Ihrem Gesicht hinunter. Wie sieht die Rückseite Ihrer Augenlider aus? Wie fühlen sich Ihre Lippen, Ihre Nase und Ihr Kinn an? Setzen Sie diesen Prozess fort, indem Sie Ihren gesamten Körper abwärts bewegen. Achten Sie auf das Gefühl und die Temperatur. Nehmen Sie wahr, ob Ihr Körper angespannt ist, aber versuchen Sie nicht, die Empfindungen zu verändern oder zu fixieren. Bei diesem Prozess geht es darum, dass Sie lediglich die Gefühle wahrnehmen und weitergehen.

Schritt 5: Nachdem Sie den Körperscan abgeschlossen haben, achten Sie auf die Geräusche um Sie herum. Achten Sie zunächst auf die Geräusche Ihres Körpers. Können Sie Ihren Atem hören? Konzentrieren Sie sich nur auf dieses Geräusch. Konzentrieren Sie sich als nächstes auf die Geräusche, die sich im Raum befinden. Welche Geräusche sind im Raum? Gehen Sie dann zu den Geräuschen außerhalb des Raumes über. Welche Geräusche können Sie hören? Richten Sie schließlich Ihre Aufmerksamkeit auf die Geräusche außerhalb Ihres Wohnraums. Können Sie etwas hören?

Schritt 6: Achten Sie schließlich darauf, wie es sich anfühlt, im Moment zu sein. Lassen Sie die Gedanken, die Ihnen in den Sinn kommen, wieder hinausfließen. Verurteilen Sie sich nicht dafür, dass Sie aus dem Zustand der Achtsamkeit herausgefallen sind, und verurteilen Sie auch nicht die

Gedanken, die Ihnen in den Sinn kommen. Verbinden Sie keine Emotionen mit irgendetwas. Konzentrieren Sie sich einfach auf jede Empfindung, die Sie spüren.

Schritt 7: Wenn Sie feststellen, dass eine der Techniken besser für Sie funktioniert, führen Sie den Rest Ihrer Sitzung mit dieser Technik durch, wenn nicht, "sein" Sie einfach, bis Ihr Timer klingelt.

2. Atmung Meditation

Diese Technik hilft, den Geist zu fokussieren und zu beruhigen, während sich der Körper körperlich entspannt. Wie bei der Achtsamkeitsmeditation sollten Sie sich einen Timer stellen, damit Sie sich ausschließlich auf Ihre Atmung konzentrieren können, ohne sich Gedanken über die Zeit machen zu müssen.

Jedes Mal, wenn Sie sich überwältigt fühlen, kann diese Technik äußerst hilfreich sein. Sie ist mühelos zu üben, weil Sie sie überall anwenden können.

Um sich auf diese Meditationspraxis vorzubereiten, können Sie sich entweder hinlegen oder mit offenen oder geschlossenen Augen auf einen Stuhl setzen. Für eine tiefere Entspannung wird empfohlen, dass Sie mit geschlossenen Augen in einem ruhigen Raum sitzen oder liegen.

Atmen Sie tief in den Bauch ein und atmen Sie vollständig aus, bis Sie die gesamte Luft aus Ihren Lungen geleert haben, und achten Sie darauf, dass jeder Atemzug rhythmisch und gleichmäßig ist.

Atmen Sie bei dieser Technik tief ein, bis sich Ihr Bauch hebt, und atmen Sie vollständig aus, wenn Ihr Bauch in sich zusammenfällt und einzieht. Die Länge der einzelnen Atemzüge ist nicht annähernd so wichtig wie die Konsistenz während der gesamten Sitzung.

3. Visualisierung

Diese Art der Meditationspraxis ermöglicht es Ihnen, sich vorzustellen, wie Sie in allen Situationen selbstbewusst handeln. Sie können die Visualisierung vor jedem bedeutenden Ereignis anwenden, das Ihnen Angst macht, oder sie täglich nutzen, um Ihr Selbstvertrauen mit der Zeit aufzubauen. Folgen Sie den folgenden Schritten, um mit der Visualisierung zu beginnen.

Schritt 1: Beginnen Sie Ihre Sitzung mit ein paar Runden ruhiger und kontrollierter Atmung. Konzentrieren Sie sich nur auf Ihren Atem, bis sowohl Ihr Körper als auch Ihr Geist entspannt sind.

Schritt 2: Sobald Sie sich in einem entspannten Zustand befinden, sagen Sie das folgende Mantra: "Ich bin zuversichtlich" und spüren Sie, wie das Vertrauen Ihr ganzes Wesen erfasst.

Schritt 3: Stellen Sie sich im Geiste eine klare, schützende Blase vor, die sich um Sie herum bildet. Dies ist ein Schild, in das nichts Negatives eindringen kann. Stellen Sie sich vor, dass Sie in der Blase sicher und geborgen sind und Selbstwertgefühl ausstrahlen.

Schritt 4: Stellen Sie sich Ihren Tag vor. Stellen Sie sich vor, dass Sie selbstbewusst auf jede Situation zugehen, geschützt durch diese Blase des Selbstwertgefühls. Sie gehen mit erhobenem Kopf, interagieren mit anderen selbstbewusst, sprechen selbstbewusst und zweifeln nie an sich selbst.

Schritt 5: Während Sie sich jede Situation vorstellen, erlauben Sie sich weiterhin, mit Vertrauen erfüllt zu sein. Sie visualisieren, dass Sie immer genau wissen, was Sie sagen müssen. Andere sehen Sie als eine erfolgreiche und selbstbewusste Person. Sie strotzen nur so vor Glück, Positivität und Zuversicht.

Schritt 6: Setzen Sie diesen Vorgang fort, bis Sie jedes bevorstehende Ereignis durchgegangen sind. Beenden Sie die Meditationssitzung, indem Sie affirmieren: "Ich werde diesen Tag mit strahlendem Selbstwertgefühl und im Frieden mit mir selbst in allen Situationen leben."

Das Geheimnis des richtigen Visualisierens besteht also darin, sich das Gewünschte immer so vorzustellen, als hätten Sie es bereits erreicht. Anstatt zu hoffen, dass Sie es erreichen werden oder das Vertrauen aufzubauen, dass es eines Tages eintreten wird, leben und fühlen Sie es so, als ob es Ihnen heute schon passiert. Auf einer Ebene verstehen Sie, dass dies einfach ein psychologischer Trick ist, aber das Unterbewusstsein kann nicht zwischen dem unterscheiden, was real ist und dem, was man sich vorstellt. Ihr Unterbewusstsein wird nach den Bildern handeln, die Sie innerlich erschaffen, egal ob sie Ihre gegenwärtige Realität darstellen oder nicht.

4. Verankerung

Verankerung ist eine Technik des Neuro-Linguistischen Programmierens, die verwendet wird, um eine Geisteshaltung oder ein Gefühl hervorzurufen. Es ist eine Konditionierung, die sich bildet, wenn eine Person ein Gefühl hervorruft und es mit einer Geste oder Berührung irgendeiner Art paart.

Um diese Technik zu üben, müssen Sie sich in einen meditativen Zustand versetzen.

Verwenden Sie für den Anfang Achtsamkeit, Atmung oder eine beliebige Kombination. Dann denken Sie an eine Emotion, die Sie konditionieren möchten; das kann Erfolg, Zuversicht, Entspannung oder Glück sein. Stellen Sie sich nun eine Zeit in Ihrem Leben vor, in der Sie die gewünschte Emotion erlebt haben.

Wenn Sie danach streben, sich selbstbewusst zu fühlen, denken Sie an eine Zeit in Ihrer Vergangenheit, in der Sie Selbstvertrauen erfahren haben. Vielleicht war es, als Sie die beste Note in einer Klasse erhielten oder als Ihr High-School-Fußballteam die Landesmeisterschaft gewann.

Stellen Sie sich diesen Moment vor Ihrem geistigen Auge vor und erleben Sie die Emotionen so, als ob sie gerade geschehen würden. Während Sie die Emotion fühlen, halten Sie Zeigefinger und Daumen zusammen. Entspannen Sie sich ein paar Sekunden lang, stellen Sie sich dann die Erfahrung mit einem erhöhten Gefühlszustand erneut vor und führen Sie Daumen und Zeigefinger wieder zusammen.

Wiederholen Sie diesen Vorgang drei- bis fünfmal. Indem Sie diese Übung täglich wiederholen, werden Sie, wenn Sie Daumen und Zeigefinger zusammenlegen, schließlich dieselbe Emotion erleben, egal unter welchen Umständen.

Sie können diese Technik verwenden, um Ihr Denken neu zu konditionieren. Wenn Sie zum Beispiel ein Gefühl der Zuversicht verankern, können Sie jedes Mal, wenn Sie Gefühle der Überforderung oder des Zweifels erleben, diesen Anker verwenden, um einen positiven, zuversichtlichen Zustand zu stimulieren.

Die Verankerung kann auch mit anderen Visualisierungstechniken verwendet werden. Wenn Sie zum Beispiel Ihren Anker gesetzt haben, können Sie visualisieren, dass Sie bei Ihren aktuellen oder zukünftigen Unternehmungen zuversichtlich sind.

Aktivieren Sie den Anker, indem Sie einfach Zeigefinger und Daumen zusammenlegen, und erleben Sie die emotionale Reaktion des Vertrauens, wodurch Ihre Visualisierung realer wird.

Kapitel 8
Wie Sie Affirmationen effektiv für solides Selbstvertrauen einsetzen

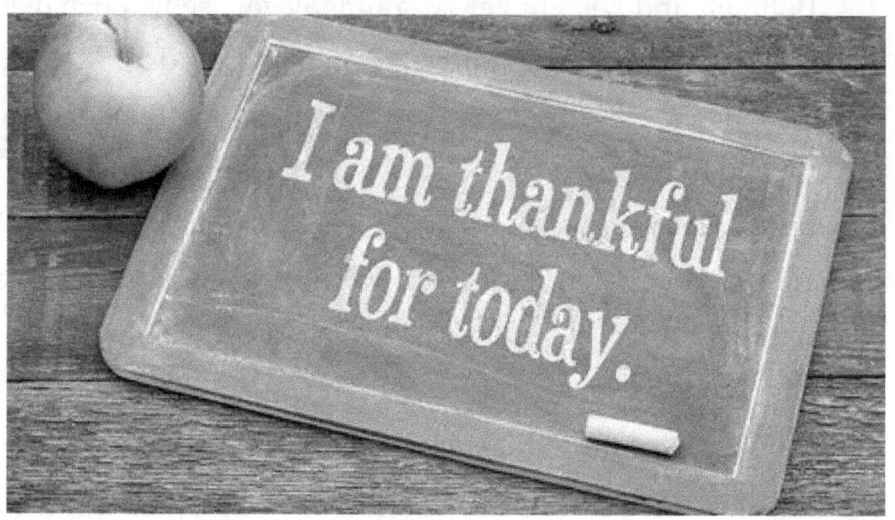

Affirmationen sind Selbstgesprächsaussagen & werden dem Unterbewusstsein besser präsentiert. Diese frischen Bilder werden vom Unterbewusstsein als "glaubwürdig" angesehen & werden im Bereich des Unterbewusstseins platziert, was mit der Kraft zu tun hat, die Fähigkeit zu verbessern, bestimmte starke Erinnerungen mit weniger Arbeit abzurufen.

Durch diese speziellen Bilder kann eine Person die inneren Werkzeuge für die richtige Denkweise entwickeln, um Selbstvertrauen zu gewinnen, indem sie die Erinnerungen und Bilder in das Hier und Jetzt transportieren lässt, wo sie zur Verbesserung der Denkweise verwendet werden, die für konkretes Selbstvertrauen entscheidend ist.

Affirmationen können Ihnen helfen, ungünstige Verhaltensweisen zu ändern oder die richtige Einstellung zu erlangen, und sie können ebenfalls helfen, den Schaden rückgängig zu machen, der durch negative Skripte verursacht wird, also durch die Dinge, die wir uns selbst immer wieder sagen, die zu einer negativen Selbstwahrnehmung beitragen und unseren Erfolg beeinträchtigen.

Nachdem Sie nun die Bedeutung der Affirmationen verstanden haben, lassen Sie uns sehen, wie Sie sie einsetzen können, um das beste Ergebnis mit dem geringsten Aufwand zu erzielen.

Wie man Affirmationen verwendet

Ein guter Einstieg in die Verwendung von Affirmationen für konkretes Selbstvertrauen ist es, sie auf eine Karteikarte zu schreiben und sie den ganzen Tag über zu lesen. Je mehr Sie sie üben, desto tiefer werden die neuen Glaubenssätze einrasten. Die besten Zeiten, um Ihre Affirmationen zu überprüfen, sind die erste Sache am Morgen Zeit, während des Tages, und bevor Sie für die Nacht in den Ruhestand.

Aber sehen wir uns genauer an, wie Sie ihre Effektivität durch Anwendung dieser praktischen Tipps maximieren können:

- Verwenden Sie beim Meditieren Affirmationen. Nachdem Sie sich in eine tiefe, ruhige, meditative Gemütsverfassung entspannt haben, stellen Sie sich vor, dass Sie bereits selbstbewusst geworden sind und wissen, wie Sie jede Situation meistern können. Stellen

Sie sich vor, dass Sie sich in der physischen Umgebung befinden, die Sie sich wünschen, in dem Haus, das Ihnen gefällt und das Sie als angenehm empfinden, dass Sie viele Menschen in Ihr Leben ziehen und dass Sie Anerkennung und eine angemessene finanzielle Belohnung für Ihre Bemühungen erhalten. Fügen Sie alle anderen Details hinzu, die für Sie wesentlich sind, wie z.B. die Beförderung, die Sie sich wünschen, die Menschen, die Sie monatlich treffen wollen, und so weiter. Versuchen Sie, ein Gefühl in sich zu bekommen, dass dies möglich ist; erleben Sie es so, als ob es bereits geschehen wäre. Kurz gesagt: Stellen Sie es sich genau so vor, wie Sie es gerne hätten, als wäre es schon so!

- Versuchen Sie, sich vor einen Spiegel zu stellen und Affirmationen zu verwenden, während Sie sich selbst in die Augen schauen. Wenn Sie können, wiederholen Sie sie laut und mit Leidenschaft. Dies ist ein mächtiger Weg, um Ihre einschränkenden Überzeugungen sehr schnell zu ändern.

- Wenn es Ihnen schwerfällt zu glauben, dass eine Affirmation eintreten wird, fügen Sie der Affirmation "Ich entscheide mich dafür" hinzu. "Ich entscheide mich dafür, selbstbewusster zu sein", zum Beispiel, oder "Ich entscheide mich dafür, eine Beförderung zu bekommen".

- Machen Sie eine Aufnahme mit Ihrer eigenen Stimme und spielen Sie sie ab, während Sie eindösen. Einige Personen schwören auf diese Technik.
- Verbinden Sie Ihre Affirmationen mit positiven Emotionen. Überlegen Sie, wie Sie sich fühlen werden, wenn Sie Ihr Ziel erreichen, oder überlegen Sie, wie gut es sich anfühlt, zu wissen, dass es Ihnen gelingt, selbstbewusster zu werden. Emotionen sind ein Treibstoff, der Affirmationen stärker macht.
- Wenn Sie nicht möchten, dass andere Menschen von Ihren Selbstsicherheits-Affirmationen erfahren, platzieren Sie Ihre Erinnerungen einfach an diskreten Orten. Denken Sie jedoch daran, dass es wichtig ist, dass Sie sie häufig sehen, sonst nützen sie Ihnen nichts.
- Wenn Sie sich dabei ertappen, dass Sie lediglich die Worte Ihrer Affirmationen nachplappern, anstatt sich auf deren Bedeutung zu konzentrieren, ändern Sie die Affirmationen. Sie können natürlich immer noch die gleichen Ziele oder Eigenschaften bekräftigen, aber das Umformulieren Ihrer Affirmationen kann ihre Wirksamkeit regenerieren.

Nun, da Sie nun die besten Möglichkeiten und Momente kennen, um Affirmationen zu verwenden, wird der nächste Schritt sein, Ihre eigenen Aussagen zu erstellen. Hier ist, wie Sie es tun.

Erstellen Sie Ihre eigenen Affirmationen

- Betrachten Sie Ihre positiven Eigenschaften. Machen Sie eine Bestandsaufnahme von sich selbst, indem Sie eine Liste Ihrer besten Qualitäten, Fähigkeiten oder zusätzlichen Eigenschaften erstellen. Sind Sie geschickt darin, neue Leute kennenzulernen? Schreiben Sie es auf. Sind Sie ein guter Redner? Erwähnen Sie es. Schreiben Sie jede Eigenschaft in einem kurzen Satz auf, der mit "ich" beginnt und das Präsens verwendet: "Ich bin geschickt darin, neue Leute zu treffen", zum Beispiel, oder "Ich bin ein guter Redner". Diese Aussagen sind Affirmationen dessen, wer Sie sind. Wir kreisen selten um die Dinge, die wir aufrichtig an uns mögen, sondern beschäftigen uns lieber mit den Dingen, die wir nicht mögen. Eine Liste wird Ihnen helfen, diesen Kreislauf zu durchbrechen, und die Verwendung dieser Affirmationen, die Ihnen helfen, zu schätzen, wer Sie sind, wird Ihnen das Selbstvertrauen geben, das Sie brauchen, um Ihre Affirmationen anzunehmen.
- Überlegen Sie, welche negativen Skripte Sie neutralisieren möchten oder welche positiven Selbstvertrauensziele Sie erreichen möchten. Affirmationen können sehr nützlich sein, um negativen Wahrnehmungen entgegenzuwirken, die Sie sich über Ihre Fähigkeiten angeeignet haben, selbstbewusst zu

sein oder ein neues Vorhaben zum Erfolg zu führen. Affirmationen können Ihnen auch dabei helfen, bestimmte Ziele zu erreichen, z. B. neue Leute kennenzulernen oder ein erfolgreiches Geschäft zu führen. Machen Sie eine Liste mit Ihren Zielen oder den negativen Selbstbildern, die Sie ändern möchten.

- Setzen Sie Prioritäten auf Ihrer Liste der Dinge, an denen Sie arbeiten wollen. Vielleicht stellen Sie fest, dass Sie viele Ziele haben oder dass Sie viele verschiedene Affirmationen benötigen. Am besten ist es jedoch, wenn Sie sich nur um ein paar Affirmationen auf einmal kümmern. Wählen Sie also diejenigen aus, die am wichtigsten oder dringendsten sind, und arbeiten Sie zuerst mit diesen. Wenn Sie eine Verbesserung in diesen Bereichen sehen oder diese Ziele erreichen, können Sie neue Affirmationen für andere Punkte auf Ihrer Liste formulieren.

- Verwenden Sie positive Affirmationen allein als Gegenskript, oder fügen Sie andere Affirmationen hinzu, um Ihr Verhalten mit und über Ihr Vertrauen in der Zukunft zu formen. Die Affirmationen, die Sie verwenden, um zukünftige Veränderungen zu gestalten, sollten der gleichen Form folgen. Sie sollten mit "Ich" beginnen und knapp, klar und positiv formuliert sein. Es gibt 2 Formen von zukunftsorientierten

Affirmationen, die Sie verwenden können, um auf Ziele hinzuarbeiten.

- o "Ich kann"-Aussagen: Verfassen Sie eine Aussage, die die Tatsache bekräftigt, dass Sie Ihr(e) Ziel(e) erreichen können. Wenn Sie sich beispielsweise mit einer neuen Person verabreden möchten, ist eine Aussage wie "Ich kann mich mit einer neuen Person verabreden", ein guter Anfang. Mehrere Experten empfehlen, dass Sie jede Form der negativen Konnotation vermeiden.
- o "Ich werde"-Aussagen: Verfassen Sie eine Aussage, in der Sie bekräftigen, dass Sie heute wirklich Ihre Fähigkeiten einsetzen werden, um Ihr Ziel zu erreichen. In Anlehnung an das obige Beispiel könnten Sie also sagen: "Ich werde mich mit einer neuen Person verabreden. Auch hier sollte die Affirmation positiv formuliert sein und klar zum Ausdruck bringen, was Sie heute tun werden, um das längerfristige Ziel, selbstbewusster zu werden, zu erreichen.

- Bringen Sie einige Ihrer positiven Eigenschaften mit Ihren Zielen in Verbindung. Welche der positiven Eigenschaften wird Ihnen helfen, die gesetzten Ziele zu erreichen? Wenn Sie sich zum Beispiel damit beschäftigen, wie Sie mit neuen Menschen sprechen, brauchen Sie vielleicht Tapferkeit oder Mut. Wählen Sie Affirmationen aus, die das unterstützen, was Sie brauchen werden.

- Machen Sie Ihre Wiederholungen sichtbar, damit Sie sie auch anwenden können. Wiederholungen sind der Schlüssel zur Wirksamkeit von Affirmationen. Sie wollen Ihre Affirmationen mehrmals am Tag betrachten, täglich.
- Fahren Sie mit Ihren Affirmationen fort. Je öfter Sie etwas affirmieren, desto fester wird Ihr Geist es annehmen. Wenn Sie versuchen, ein kurzfristiges Ziel zu erreichen, verwenden Sie Ihre Affirmationen, bis Sie es erreicht haben. Wenn Sie die Affirmationen nur als Gegenrede verwenden wollen, üben Sie jede einzelne so lange, wie Sie möchten.

Beispiele für Affirmationen

Um Ihnen die Arbeit zu erleichtern, finden Sie hier eine Beispielliste von positiven Affirmationen, die funktionieren und die Sie für den Anfang verwenden können:

1. *Ich glaube an meine Fähigkeiten und Fertigkeiten;*
2. *Meine Fehler werden als Wachstums- und Lernchancen gesehen;*
3. *Ich bin ständig auf der Suche nach Wachstum, um mich zu verbessern;*
4. *Ich habe Macht über meine Emotionen, sie kontrollieren mich nicht;*

5. Ich bin ein furchtloser Anführer;
6. Ich ziehe liebevolle Beziehungen an, weil ich ich selbst bin und die Menschen das an mir lieben
7. Ich bin ein Kraftwerk der Produktivität
8. Ich glaube so sehr an mich selbst
9. Ich erreiche alles, worauf meine Seele ausgerichtet ist
10. Ich bekämpfe negative Gedanken mit bestärkenden Gedanken
11. Selbstvertrauen ist für mich selbstverständlich
12. Ich lerne und wachse täglich
13. Ich habe die Macht, mich zu ändern
14. Ich habe einen felsenfesten Glauben an mich und meine Fähigkeit, erfolgreich zu sein
15. Mein Geist ist weit offen für alle Möglichkeiten, die mich umgeben
16. Ich stelle mich meinen Ängsten, was mir erlaubt, noch stärker zu werden und noch mehr Selbstvertrauen zu entwickeln;
17. Meine Macht ist unbegrenzt;
18. Ich akzeptiere, dass ich die Vergangenheit nicht ändern kann. Ich konzentriere mich auf meine Zukunft und gehe in meinem Leben vorwärts. Meine Vergangenheit definiert nicht, wer ich heute bin.
19. Ich vertraue meiner eigenen Weisheit und Intuition. Ich bin die einzige Person, die weiß, was das Beste für mich ist.

20. *Meine Stimme zählt und ich bin selbstbewusst, wenn ich etwas sagen möchte. Die Leute hören mir zu, weil meine Worte wertvoll sind.*

Jede dieser Affirmationen wird Ihnen helfen, Ihr Selbstvertrauen in jeder Situation und in jedem Bereich wiederzuerlangen.

Der Glaube an sich selbst ist ein täglicher Weg. Und auf diesem Weg haben die einzelnen Worte, wie auch die Phrasen, ihre nicht zu unterschätzende Bedeutung.

Kapitel 9
Wie Sie alle Ihre Ziele setzen und erreichen

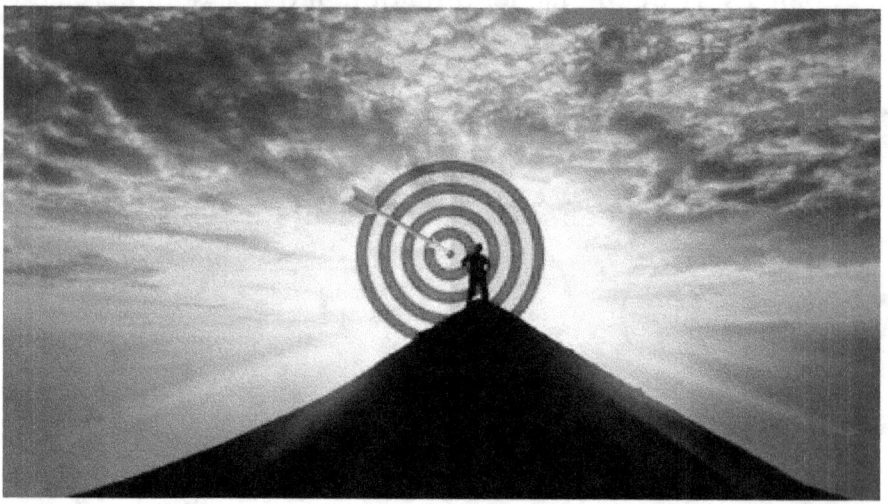

Niemand wird mit dem Wissen geboren, wie man sich Ziele setzt oder wie man die Dinge erreicht, die man sich im Leben wünscht. Wie bei anderen Dingen auch, ist das Setzen von Zielen eine Kunst, die gelernt und perfektioniert werden muss. Das Erreichen von Zielen ist ein entscheidender Teil der Stärkung des Selbstbewusstseins: Es trägt dazu bei, genau das zu formen und zu aktualisieren, wie Sie sich selbst definieren, und hilft Ihnen gleichzeitig, Ihr Gefühl der Vollendung zu steigern.

Darüber hinaus erhalten Sie durch die Festlegung Ihrer Ziele eine langfristige Vision und eine kurzfristige Motivation.

Genauer gesagt, ist das Setzen von Zielen eine sehr wichtige Methode für:

- Entscheiden Sie, was Sie in Ihrem Leben erreichen wollen.
- Trennen von Wichtigem und Unwichtigem
- Sich selbst motivieren.
- Aufbau des Selbstbewusstseins, basierend auf dem erfolgreichen Erreichen von Zielen.

Eine nützliche Methode, um Ziele stärker zu machen und die persönliche Produktivität zu verbessern, ist die **SMERT-Methode**.

SMERT bedeutet:

S - Spezifisch

M - Messbar

E - Erreichbar

R - Relevant

T - Time-bound (oder Trackable).

Die S.M.E.R.T.-Methode wurde von Peter Drucker im Jahr 1954 entwickelt. Sie ist ein System zur Identifizierung, Definition und Verfolgung von spezifischen und quantifizierbaren Zielen.

Schauen wir uns an, wie es funktioniert und analysieren wir jeden Punkt im Detail.

So verwenden Sie den SMERT-Ansatz zur Zielerreichung

1. Spezifisch

Ihr Ziel sollte klar und spezifisch sein, andernfalls werden Sie nicht in der Lage sein, Ihre Bemühungen zu fokussieren oder sich wirklich motiviert fühlen, es zu erreichen. Wenn Sie Ihr Ziel formulieren, versuchen Sie, die folgenden Fragen zu beantworten:

- Was möchte ich erreichen?
- Warum ist dieses Ziel wichtig?
- Wer ist beteiligt?
- Wo befindet es sich?
- Welche Ressourcen oder Grenzen sind betroffen?

Je spezifischer Sie beschreiben können, was Sie erreichen wollen, desto höher sind die Chancen, dass Sie es auch erreichen können.

2. Messbar

Es ist wichtig, messbare Ziele zu haben, damit Sie Ihren Fortschritt verfolgen können und motiviert bleiben. Die Bewertung des Fortschritts hilft Ihnen, konzentriert zu bleiben, Ihre Termine einzuhalten und die Aufregung zu spüren, Ihrem Ziel näher zu kommen.

Ein messbares Ziel sollte Fragen ansprechen wie:

- Wie viel?
- Wie viele?
- Woran erkenne ich, dass es vollbracht ist?

3. Erreichbar

Ihr Ziel muss auch realistisch und erreichbar sein, um erfolgreich zu sein. Mit anderen Worten: Es sollte Ihre Fähigkeiten überfordern, aber dennoch möglich bleiben. Wenn Sie sich ein erreichbares Ziel setzen, können Sie vielleicht bisher übersehene Möglichkeiten oder Ressourcen identifizieren, die Sie diesem Ziel näherbringen können.

Ein erreichbares Ziel wird in der Regel Fragen beantworten wie:

- Wie kann ich dieses Ziel erreichen?
- Wie realistisch ist das Ziel, basierend auf anderen Einschränkungen, z. B. finanziellen Faktoren?

Das bedeutet nicht, dass Sie zu kleinem, leicht zu erreichendem oder unbedeutendem Ziel wählen müssen: Die beste Lösung liegt in der Mitte.

Sie müssen sich Ziele setzen, die groß genug sind, um Sie zu begeistern und zu motivieren, sich zu verbessern, aber klein genug, um möglich und erreichbar zu sein.

4. Relevant

In diesem Schritt geht es darum, sicherzustellen, dass Ihr Ziel für Sie von Bedeutung ist und dass es auch mit anderen relevanten Zielen übereinstimmt. Wir alle brauchen Unterstützung und Hilfe, um unsere Ziele zu erreichen, aber es ist wichtig, die Kontrolle über sie zu behalten. Stellen Sie also sicher, dass Ihre Pläne alle vorantreiben, aber dass Sie immer noch für das Erreichen Ihres eigenen Ziels verantwortlich sind.

Ein relevantes Ziel kann diese Fragen mit "Ja" beantworten:

- Erscheint dies sinnvoll?
- Ist dies der richtige Zeitpunkt?
- Stimmt dies mit unseren anderen Bemühungen/Bedürfnissen überein?
- Bin ich die richtige Person, um dieses Ziel zu erreichen?
- Ist sie im aktuellen sozioökonomischen Umfeld anwendbar?

5. Zeitgebunden

Jedes Ziel braucht ein Zieldatum, damit Sie eine Frist haben, auf die Sie sich konzentrieren und auf die Sie hinarbeiten können. Dieser Teil der SMART-Zielkriterien hilft zu verhindern, dass alltägliche Aufgaben Vorrang vor Ihren längerfristigen Zielen haben.

Ein zeitgebundenes Ziel wird diese Fragen in der Regel beantworten:

- Wann?
- Was kann ich in sechs Monaten tun?
- Was kann ich in sechs Wochen tun?
- Was kann ich heute tun?

Auf dem Weg dorthin wird es Hindernisse geben, die Sie überwinden müssen, und unvorhergesehene Ereignisse, die Ihnen die Zeit rauben könnten. Behalten Sie dies im Hinterkopf, wenn Sie einen Termin mit einem Ziel verbinden.

Denken Sie schließlich an das Wichtigste: Feiern Sie, wenn Sie ein Ziel in dem von Ihnen gesetzten Zeitrahmen erreicht haben.

Beispiele für intelligente Ziele

Da Sie nun wissen, was ein smartes Ziel ist, sehen wir uns gemeinsam einige Beispiele für eine erfolgreiche Planung mit SMART-Zielen an.

NICHT INTELLIGENTE ZIELE	SMART-ZIELE
In guter körperlicher Verfassung sein	*Bis zum 1. Juli 10 kg abnehmen*
Eine Gehaltserhöhung erhalten	*bis zum 1. Oktober eine Erhöhung von 200 Euro haben*
Gut Englisch lernen	*Bestehen der TOEFL-Prüfung am 16. September*
Schriftsteller werden	*Ein Buch vor Ende des Jahres veröffentlichen*

Wie Sie sehen können, sind die Ziele auf der linken Seite sehr vage, allgemein gehalten, ohne Ablauf und absolut nicht messbar. Die Ziele auf der rechten Seite hingegen sind viel präziser, motivierender und erreichbarer. Kurz gesagt... sie treiben Sie zum Handeln an! Und genau das ist die Hauptfunktion eines Ziels.

Weitere grundlegende Tipps

Zusätzlich zum SMART-Ansatz müssen Sie, wenn Sie Ihre Ziele erreichen wollen, auch diese 3 wichtigen Vorschläge befolgen:

1. schreiben Sie sie auf

Wenn Sie Ihre Ziele aufschreiben, stellen Sie sicher, dass Sie jedes kleine Detail durchdacht haben und wissen, wie jede Aufgabe umgesetzt wird, um das Ziel schließlich zu erreichen. Es stellt auch sicher, dass Sie sich an Ihre Ziele erinnern können, denn die Forschung hat eine starke Korrelation zwischen Schreiben und Gedächtnisleistung gezeigt.

2. verfolgen Sie Ihre Ziele regelmäßig

Es ist wichtig, dass Sie Ihre Ziele regelmäßig auf wöchentlicher oder monatlicher Basis verfolgen. Schauen Sie zurück, woher Sie kommen und beobachten Sie die kleinen Siege, die Sie auf dem Weg dorthin gebraucht haben. Nehmen Sie diese winzigen Erfolge nicht als selbstverständlich hin und lassen Sie sie auf keinen Fall unbemerkt bleiben.

Jedes Mal, wenn Sie eines dieser Ziele erreichen, wird Ihr Gehirn darauf konditioniert, sich auf das Wichtigste zu konzentrieren und mehr zu erreichen!

3. visualisieren

Der andere wichtige Tipp ist, dass Sie sich vorstellen, die Ziele erreicht zu haben. Studien haben gezeigt, dass die motorischen Teile des Gehirns aktiviert werden, wenn Sie die Aufgaben physisch ausführen. In einer Studie gab es zwei Gruppen; eine, die das Klavierspiel physisch übte und eine andere, die mental Klavier spielte.

Das Interessanteste war, dass diejenigen, die durch Visualisierung übten, genauso effektiv waren wie diejenigen, die physisch übten. Das bedeutet, dass Sie nicht physisch üben müssen, um gut in etwas zu werden. Diese Studie erklärt die Macht der Visualisierung und auch Sie sollten Visualisierung nutzen, um besser in jeder Fähigkeit zu werden oder jedes Ziel zu erreichen.

Hören Sie auf, Ihre Ziele hinauszuzögern

Oft haben wir Widerstand gegen die Aktion und Veränderung, wenn wir diese beiden am meisten brauchen. Man braucht ein bisschen Disziplin, aber die Vorteile, wenn man aufhört, Dinge aufzuschieben, sind massiv.

Das Aufschieben von Dingen macht sie zäher und beängstigender. Es gibt nichts Schlimmeres und Anstrengenderes als das Herumlungern von unerledigten Aufgaben. Es ist wie ein zusätzliches Gewicht auf Ihren Schultern, das Ihnen nicht erlaubt, das, was Sie tun, zu genießen. Es verursacht lediglich Stress.

Meistens werden Sie feststellen, dass die Dinge, die Sie prokrastiniert haben, wirklich sehr schnell erledigt werden können, mit dem Vorteil, dass Sie sich danach viel leichter fühlen und die Sache vergessen werden.

Prokrastinieren ist das Vermeiden von etwas, das getan werden sollte. Es ist das Aufschieben von Dingen in der Hoffnung, dass sie besser werden, ohne wirklich etwas dagegen zu tun. Das Problem ist, dass die Dinge meistens nicht von selbst besser werden; sie werden schlimmer.
Oft ist der Grund für Procrastinación die Angst. Eine andere Quelle ist das Gefühl, überfordert zu sein.
Sie prokrastinieren, wenn Sie...
- ...nichts zu tun, anstatt das zu tun, was man eigentlich tun sollte.
- ...etwas weniger Wichtiges zu tun als das, was Sie tun sollten.
- ...etwas Bedeutsameres zu tun als das, was wir eigentlich tun sollten.
Der Schlüssel zum Einstieg ist einfach das. Anfangen. Normalerweise baut man durch den Anfang genug Schwung auf, um weiterzumachen. Konzentrieren Sie sich einfach darauf, den ersten Schritt zu tun. Und dann noch einen. Und noch einen. Diese kleinen Schritte werden sich recht schnell zu Ergebnissen summieren.
Der einzige Unterschied zwischen Menschen, die ihre Ziele erreichen und denen, die es nicht tun, zwischen erfolgreichen und erfolglosen Menschen ist 1 Sache: Handeln. In einem Jahr werden Sie dankbar sein, dass Sie jetzt angefangen haben.
Der einzige Unterschied zwischen dem, was Sie sein wollen, und dem, was Sie jetzt sind, ist das, was Sie von jetzt an tun. Ihre Aktivitäten werden Sie dorthin bringen. Es wird nicht

einfach sein. Es wird schmerzhaft sein, Sie werden Willenskraft, Hingabe und Geduld benötigen und Sie sollten einige herausfordernde Entscheidungen treffen. Vielleicht müssen Sie sogar einige Leute gehen lassen. Oftmals wird es viel einfacher sein, aufzugeben.

Sie werden mehrmals versucht sein, aufzugeben, aber denken Sie an eines: Wenn Sie Ihr Ziel erreichen, wird es all die Opfer wert sein. "Lohnt es sich, von einer Aufgabe, die ich in ein paar Stunden hätte erledigen können, bombardiert zu werden und meinen Schlaf darüber zu verlieren?" Der beste Zeitpunkt, um ein Vorhaben zu beginnen, ist immer JETZT!

Durch die Zusammenstellung all dieser Vorschläge werden Sie in der Lage sein, Ihre Ziele zu planen und zu erfüllen, wodurch auch Ihr Selbstvertrauen wächst.

Kapitel 10
Wie man einen Misserfolg verarbeitet und überwindet

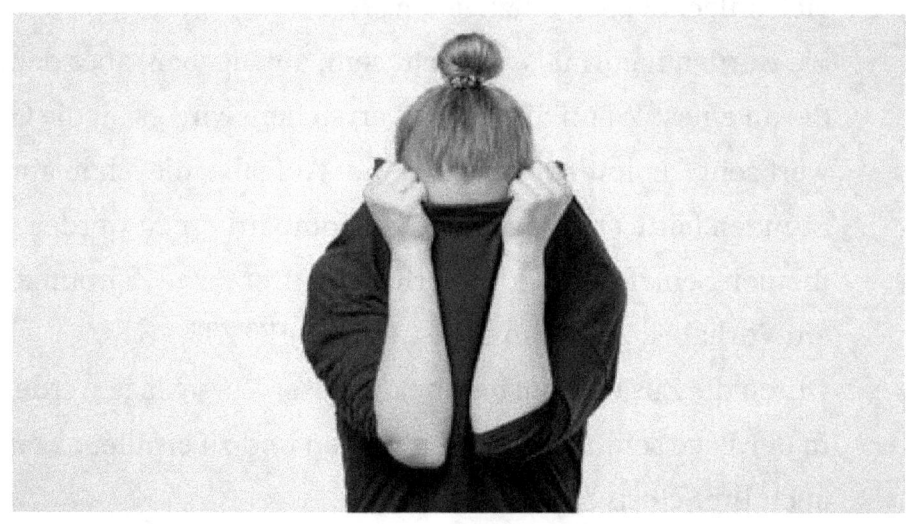

Oft laufen die Dinge nicht gut. Man macht einen Fehler, hat einen Rückschlag oder man scheitert einfach. Das macht keinen Spaß. Aber man kann es auch nicht vermeiden, außer man vermeidet es, überhaupt etwas zu tun. Man muss also lernen, mit diesen Situationen umzugehen, indem man es vermeidet, sich in die Negativität hineinziehen zu lassen.

"Es kommt nicht darauf an, WENN Sie fallen, oder WARUM, sondern WIE SIE auf die Stürze reagieren"

Scheitern ist eine wesentliche Voraussetzung für jeden großen Erfolg. Wenn Sie schnell erfolgreich sein wollen, fangen Sie gleich an, Misserfolge zu sammeln.

Haben Sie schon einmal einem Kind beim Laufen- oder Radfahren lernen zugesehen?

Sie stolpern und fallen unzählige Male, bevor Sie Ihr begehrtes Ziel erreichen.

Kinder zeigen uns, dass Fehler Lernchancen sind. Und dass Scheitern notwendig ist, wenn wir Erfolg haben wollen.

Hier sind 9 einfache Erinnerungshilfen, die Sie nach einem Fehler oder Ausfall nicht vergessen sollten.

1. Fehler akzeptieren

Auch wenn Misserfolge wirklich unangenehm sind, müssen Sie verstehen, dass sie eine Gelegenheit zum Lernen sind. Wenn Sie versuchen, etwas zu erschaffen, müssen Sie die Tatsache akzeptieren, dass die Dinge nie perfekt sein werden, und deshalb sind Misserfolge von Zeit zu Zeit vorprogrammiert.

Fragen Sie sich bei jedem Misserfolg, was Sie daraus lernen können und was Sie beim nächsten Mal anders machen werden. So stellen Sie sicher, dass Sie bei Ihrem nächsten Projekt die richtigen Strategien umsetzen können, damit diese Dinge nicht wieder passieren. Eine der besten Lektionen, die Sie lernen können, ist, wie man mit Anstand scheitert. Auf diese Weise können Sie die notwendigen Lektionen lernen, um Ihre Innovationsfähigkeit zu steigern.

2. Es gibt keinen Erfolg ohne Misserfolg.

Ein Mensch, der keine Fehler macht, wird in seinem Leben nur wenige Ziele erreichen können. Es ist kein Paradoxon: Nur wer den Mut hat, Risiken einzugehen und Fehler zu machen, kann weit kommen. Wer Angst hat, Fehler zu machen, wird zwar vorsichtig sein und wahrscheinlich nie scheitern, aber er wird nicht weit kommen.

Es ist besser, ein Leben voller kleiner Misserfolge zu haben, aus denen man wichtige Lehren ziehen kann, als ein Leben voller Bedauern darüber, es nicht einmal versucht zu haben.

3. Akzeptieren Sie Ihre Gefühle.

Sie sind kein Sklave Ihrer Emotionen - auch wenn es sich manchmal so anfühlt. Sie sind der Einzige, der für Ihre eigenen Emotionen verantwortlich ist. Es sind nicht andere, die Ihre Emotionen verursachen; es ist Ihre Reaktion auf das, was andere tun oder sagen.

Ihre Emotionen kommen von Ihren Gedanken, und Sie haben inzwischen gelernt, dass Sie trainieren könnten, Ihre eigenen Gedanken zu kontrollieren. Eine Emotion ist eine Kraft in Bewegung, eine körperliche Reaktion auf einen Gedanken.

Sie brauchen keine Angst vor Ihren eigenen Emotionen zu haben. Sie sind ein Teil von Ihnen, aber sie sind nicht Sie selbst. Emotionen sind lediglich das, und jede Emotion hat ihre eigene Funktion.

Es ist nichts Schlimmes daran, ab und zu traurig, frustriert, wütend oder neidisch zu sein, aber sobald Sie bemerken, dass diese Art von Emotion in Ihnen hochkriecht, analysieren Sie, woher sie kommt.

Werden Sie zum Beobachter und sehen Sie, wohin Ihre Gefühle Sie führen. Beobachten Sie sie wie die Wolken an einem blauen Himmel. Akzeptieren Sie sie so, wie Sie Regentage akzeptieren. Wenn Sie aus dem Fenster schauen und es regnet, akzeptieren Sie, dass der Regen ein Teil des meteorologischen Klimas ist, richtig? -- Sie wissen, dass es nicht bedeutet, dass es die ganze Zeit regnen wird. Nur weil sie zu einem bestimmten Zeitpunkt auftreten, heißt das nicht, dass sie für immer da sein werden.

Lernen Sie, mit Ihren Emotionen umzugehen, d.h. sie wahrzunehmen, zu nutzen, zu verstehen und zu managen. Das geschieht folgendermaßen:

1. Nehmen Sie Emotionen wahr, drücken Sie sie aus und erlauben Sie sich, sie zu fühlen.
2. Erleichterung von Gefühlen. Fragen Sie sich, wie Sie eine andere Emotion fühlen können.
3. Verstehen Sie, dass die Emotion auftaucht. Es gibt immer ein Motiv und einen inhärenten Glauben.
4. Emotionale Veränderung. Sie verstehen den Grund, warum die Emotion gefühlt wurde.

Das Management Ihrer Emotionen hat enorme Vorteile: Sie erholen sich schneller und besser von Problemen und Rückschlägen. Sie sind in der Lage, sich davor zu schützen, dass sich Ängste aufbauen und Ihre Beziehungen ruinieren. Sie regulieren Ihre Impulse und widersprüchlichen

Emotionen. Sie bleiben auch in kritischen Momenten ausgeglichen und ruhig.

Nur weil der heutige Tag schmerzhaft ist, heißt das nicht, dass der morgige Tag nicht großartig sein wird. Man muss nur durchhalten und darf nicht aufgeben. Die besten Dinge passieren meist dann, wenn man es am wenigsten erwartet. Und in der Zwischenzeit, versuchen Sie zu lächeln, es wird die Mühe wert sein.

4. Positives Denken schafft positive Ergebnisse.

Wenn Sie etwas nicht mögen, ändern Sie es. Wenn Sie es nicht ändern können, ändern Sie Ihre Denkweise, betrachten Sie die Realität aus einer anderen Perspektive. Es gibt immer einen Blickwinkel, aus dem die Dinge rosiger, positiver aussehen. Sich nicht auszuheulen ist eine Entscheidung, die ganz in Ihrer Hand liegt.

Winston Churchill sagte: "Erfolg ist, von einem Misserfolg zum nächsten zu kommen, ohne die Begeisterung zu verlieren." Der Verstand muss glauben, dass er etwas tun kann, bevor er es tatsächlich tun kann. Negatives Denken schafft negative Ergebnisse, das ist wahr, aber das Gegenteil ist auch wahr: positives Denken schafft positive Ergebnisse.

5. Der Erfolg ist immer näher als er scheint.

Machen Sie Ihre Fehler und Misserfolge zu Ihrer Motivation, nicht zu Ihrer Ausrede. Aus Fehlern lernen Sie wichtige Lektionen. Wann immer Sie einen begehen, sind Sie Ihrem Ziel einen Schritt näher.

Der einzige Fehler, der Ihnen wirklich schaden kann, ist die Entscheidung, nichts zu tun, weil Sie zu viel Angst haben, Fehler zu machen. Scheitern ist kein Sturz nach unten, sondern der spannende Anlauf vor einem aufregenden Aufstieg.

6. Sie sind nicht Ihre Fehler.
Zusammen mit dem Leben haben Sie nicht die Gebrauchsanweisung bekommen. Akzeptieren Sie die Tatsache, dass Sie Fehler machen werden, so wie jeder andere auch.

Sie sind nicht Ihre Fehler, identifizieren Sie sich nicht mit ihnen: Sie haben jederzeit die Möglichkeit, Ihre Fehler hinter sich zu lassen, Ihre Realität zu gestalten und Ihr Morgen zu bestimmen.

Egal wie komplex und schmerzhaft die Vergangenheit war, die Zukunft ist unberührt, rein, ein weit geöffnetes Fenster für Ihre Erfolge: was Sie damit machen, hängt nur von Ihnen ab.

7. Die wichtigsten Lebenslektionen werden in unerwarteten Momenten gelernt.
Viele der größten Lektionen, die wir im Leben lernen, suchen wir nicht. In Wirklichkeit lernen wir die wichtigsten Lektionen in den schlimmsten Momenten und aus den größten Fehlern. Also ja, es ist wahr, manchmal werden Sie sich irren, aber das ist okay. Je schneller Sie diese Tatsache akzeptieren, desto schneller werden Sie Ihre Ziele erreichen.

8. Fehler sind selten so schwerwiegend, wie sie scheinen.

Misserfolge, Fehler und Rückschläge sind selten so relevant, wie sie auf den ersten Blick erscheinen mögen. Und selbst wenn sie es sind, geben sie uns die Möglichkeit, stärker zu werden.

Man sollte nie zulassen, dass eine einzige dunkle Wolke den ganzen Himmel verdeckt. Die Sonne scheint immer irgendwo in Ihrem Leben. Manchmal reicht es, zu vergessen, wie man sich fühlt, sich daran zu erinnern, was man verdient hat, und mit einem Lächeln weiterzumachen.

9. Sie haben die Fähigkeit, Ihr eigenes Glück zu erschaffen.

Sie können sich entscheiden, in den Fehlern der Vergangenheit verankert zu bleiben, oder Sie können sich entscheiden, Ihr eigenes Glück für die Gegenwart und die Zukunft zu schaffen. Ein Lächeln ist eine Entscheidung, kein Wunder. Machen Sie nicht den Fehler, darauf zu warten, dass jemand oder etwas zu Ihnen kommt, um Sie glücklich zu machen.

Sie sind in erster Linie für Ihr eigenes Glück verantwortlich. Innerer Frieden beginnt, wenn Sie sich dafür entscheiden, nicht zuzulassen, dass äußere Ereignisse und Situationen Ihre Emotionen kontrollieren.

10. Das Leben geht weiter.

Fehler sind schmerzhaft, wenn sie auftreten, aber Jahre später wird diese Sammlung von Fehlern, genannt Erfahrung, das sein, was Sie zum Erfolg geführt haben wird. Alles, was schief geht, ist ohnehin Erfahrung. Ihre Mentalität ist das Zentrum Ihres Erfolgs. Begrüßen Sie immer mit einem Lächeln die guten und schlechten Dinge, die Ihnen im Laufe Ihres Lebens passieren.

Lieben Sie, was Sie haben, und seien Sie dankbar für das, was Sie gehabt haben. Vergeben Sie sich und anderen, aber vergessen Sie nicht. Lernen Sie aus Ihren Fehlern, aber bemitleiden Sie sich nicht selbst. Das Leben ist Veränderung, Dinge gehen manchmal schief, aber das Leben geht weiter. Und Sie begleiten es mit einem Lächeln.

Kapitel 11
Ihr soziales Selbstvertrauen aufbauen (Soziale Ängste überwinden und kugelsicher sein)

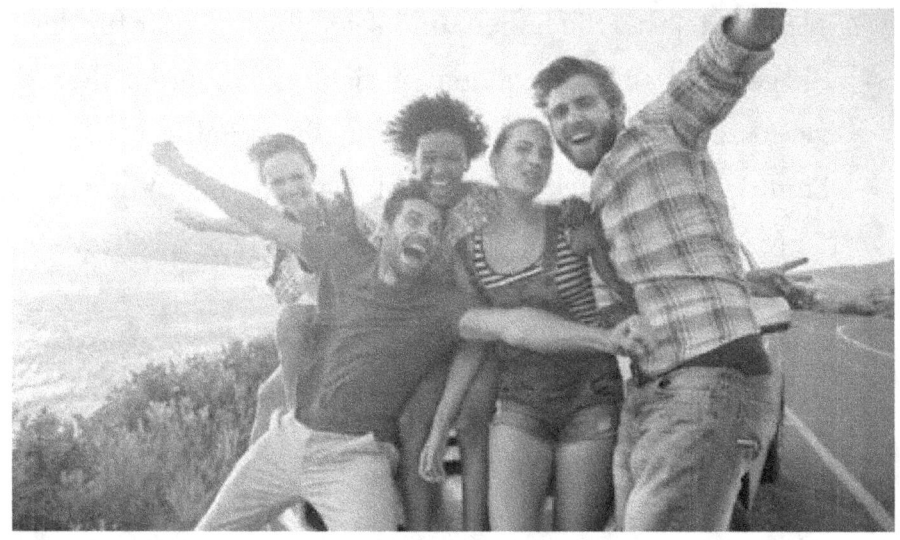

Wir alle wollen, dass man uns mag, aber damit das passiert, müssen wir unser soziales Selbstbewusstsein verbessern. Zu wissen, wie man neue Freunde findet und wie man sich bei Fremden sicher fühlt, ist sehr wichtig für Ihr Selbstwertgefühl und Ihr emotionales Wohlbefinden. Aber es gibt viele Dinge, die Sie zurückhalten könnten. Und zu den häufigsten Problemen in dieser Hinsicht, ist soziale Angst.

Was ist soziale Ängstlichkeit?

Soziale Angst ist die Angst, von anderen negativ beurteilt und bewertet zu werden, was zu Gefühlen von Unzulänglichkeit,

Minderwertigkeit, Selbstbewusstsein, Peinlichkeit, Demütigung und Depression führt.

Soziale Ängste hindern Menschen daran, ihre Ideen und ihr Temperament auszudrücken, dafür werden sie meist missverstanden.

Menschen mit sozialer Angststörung erleben in den folgenden Situationen erheblichen emotionalen Stress:

- Mit anderen Menschen bekannt gemacht werden;
- Gehänselt oder kritisiert zu werden;
- Im Mittelpunkt der Aufmerksamkeit stehen;
- Beobachtet werden, während man etwas tut;
- Wichtige Leute treffen;
- Die meisten sozialen Begegnungen, insbesondere mit Fremden;
- Im Kreis um den Raum (oder Tisch) gehen und etwas sagen müssen;
- Zwischenmenschliche Beziehungen, ob Freundschaften oder romantisch;

Diese Liste ist sicherlich nicht vollständig, auch andere Gefühle werden mit sozialer Angst in Verbindung gebracht.

Woher kommt soziale Ängstlichkeit?

Experten trennen sich heute von einigen der Ideen früherer Jahrzehnte, indem sie glauben, dass die meisten Fälle von Sozialer Angststörung nicht von einem Ereignis mit dauerhaften Auswirkungen herrühren, sondern dass Soziale Angst das Ergebnis einer Reihe von verschiedenen wahrscheinlichen Ursachen ist. Diese können sowohl umweltbedingte als auch genetische Faktoren umfassen. Hier sind einige der prominentesten der Faktoren, die zu einer sozialen Angststörung führen.

1. Genetische Wurzeln

Es hat sich gezeigt, dass die soziale Angststörung in den Familienlinien verläuft. Neuere Forschungen haben gezeigt, dass dies nicht nur erlerntes Verhalten ist, sondern mit ziemlicher Sicherheit auch einen genetischen Ursprung hat.

2. Überentwickelte Amygdala

Die Amygdala ist der Teil des Gehirns, der für die Angstreaktion verantwortlich ist. Wenn sie überentwickelt ist, führt dies zu einer erhöhten Neigung zu sozialer Angststörung.

3. Unausgeglichener Serotoninspiegel

Serotonin ist eine wichtige Gehirnchemikalie, die emotionale Zustände reguliert. Wenn es aus dem Gleichgewicht gerät, kann eine soziale Angststörung die Folge sein. Dies kann natürliche Ursachen haben oder durch früheren Drogen- oder Alkoholmissbrauch aus dem Gleichgewicht geraten sein.

4. Familienkonflikt

Eine Geschichte von Familienkonflikten, vor allem in jungen Jahren, ist einer der häufigsten sozialen Faktoren, die als Ursache für eine Soziale Angststörung bekannt sind.

5. Mobbing

Mobbing ist einer der Umweltfaktoren, dem in letzter Zeit viel Aufmerksamkeit geschenkt wird, da er bekanntermaßen die sozialen Ängste von Jugendlichen verschlimmert - manchmal mit sehr tragischen Folgen.

6. **Vorgeschichte von sexuellem Missbrauch oder extremer Misshandlung**

Sexueller Missbrauch und andere schwere Misshandlungen führen sehr oft zu dem schwereren Ende der sozialen Angststörung. In vielen Fällen erfordern diese Arten von Erfahrungen mehrere Ebenen der Therapie, um letztlich nicht nur die erhöhte soziale Angst, sondern auch die anderen Auswirkungen dieses Traumas zu lösen.

Manchmal kann es schwierig sein, die Ursache zu bestimmen. Glücklicherweise haben sich die Methoden, die zur Heilung verwendet werden, als wirksam erwiesen.

Wie man soziale Ängste mit kognitiver Umstrukturierung überwindet

Kognitive Umstrukturierung bedeutet im Wesentlichen, dass Sie die Art und Weise, wie Sie Ereignisse interpretieren, und die Art und Weise, wie Sie über zukünftige Ereignisse denken, "umprogrammieren".

Die kognitive Umstrukturierung umfasst im Allgemeinen zwei Hauptkomponenten. Diese sind 'Gedankenherausforderung' und 'Hypothesenprüfung'.

Das Herausfordern von Gedanken bedeutet, dass Sie sich die Dinge ansehen, die Sie sich vorstellen und die Sie sich selbst einreden, und dann Ihre Denkweise umstrukturieren, indem Sie diese Überzeugungen in Frage stellen - indem Sie sie auf ihre Gültigkeit hin überprüfen.

So könnten Sie sich zum Beispiel einreden, dass, wenn Sie in der Öffentlichkeit etwas sagen, die Leute Sie ignorieren und Sie dumm dastehen werden. Aber jetzt fragen Sie sich Folgendes:

- Sind diese Leute nicht Ihre Freunde?
- Und ist es daher wirklich wahrscheinlich, dass sie Sie ignorieren würden?
- Außerdem, würde es wirklich eine Rolle spielen?
- Wenn sie nicht Ihre Freunde sind, werden Sie sie dann überhaupt jemals wiedersehen?
- Ist es nicht besser, es wenigstens zu versuchen?

Heutzutage ist die Wahrscheinlichkeit, gesellschaftlich geächtet und in der Wildnis sich selbst überlassen zu werden, höchst unwahrscheinlich. Das bedeutet, dass es ziemlich sicher ist, in jeder Umgebung seine Meinung zu sagen, egal, wer man ist!

Und denken Sie daran, dass wir die Tendenz haben, das Risiko aufzublähen und die Belohnung zu minimieren. Seien Sie also ehrlich zu sich selbst und rational und Sie können normalerweise die Angst und die Unruhe reduzieren.

Hypothesentest bedeutet inzwischen, dass Sie die Theorie buchstäblich auf die Probe stellen und sich selbst beweisen, dass Sie nichts zu befürchten haben. Beweisen Sie sich selbst, dass Sie sich keine Sorgen machen müssen, ausgelacht zu werden.

Das könnte also bedeuten, dass Sie absichtlich etwas Dummes sagen, nur um zu sehen, wie die Leute reagieren. Oder wie wäre es, wenn Sie absichtlich in der Öffentlichkeit etwas sagen und dann stottern. Sie werden feststellen, dass die meisten Menschen geduldig und verständnisvoll sind und darauf reagieren, indem sie einfach warten, bis Sie fertig sind. Sie werden Ihnen sogar einen großen, unterstützenden Applaus geben.

Kurz gesagt, Hypothesenprüfung bedeutet, sich seinen Ängsten frontal zu stellen und zu sehen, dass sie gar nicht so schlimm sind. Und was noch viel wichtiger ist, ist, dass Sie sich Ihren Ängsten wiederholt stellen. Indem Sie sich immer wieder in beängstigende Szenarien hineinversetzen, können Sie tatsächlich gegenüber der Angst desensibilisiert werden. Wenn Sie sich immer wieder in der Öffentlichkeit äußern, werden Sie feststellen, dass Sie es schließlich normalisieren und es nicht mehr zu einer großen Sache wird.

Sie können dies auf verschiedene Arten üben:

- Kommen Sie mit Fremden ins Gespräch, wo immer es möglich ist
- Sprechen Sie die Verkäufer an - seien Sie absichtlich unbeholfen oder seltsam an Orten, an denen Sie nicht wiederkommen müssen!
- Fragen Sie die Leute nach ihren Nummern
- Reklamieren Sie, wenn Sie mit dem Kundenservice nicht zufrieden sind

- Besuchen Sie Stand-up-Comedy-Kurse, Schauspielunterricht oder Gesangsunterricht. Alles, wo Sie vor Menschen auftreten müssen

Tun Sie all dies, und mit der Zeit werden Sie immer ruhiger. Sie werden keine Kampf- oder Fluchtreaktion haben, wenn Sie in der Öffentlichkeit sprechen oder auftreten, und als solche werden Sie viel selbstbewusster wirken.

Die Leute werden annehmen, dass das bedeutet, dass Sie absoluten Glauben an das haben, was Sie tun, oder dass Sie insgeheim reich oder unglaublich durchtrainiert sind. Aber in Wirklichkeit haben Sie einfach gelernt, sich nicht um Kleinigkeiten zu kümmern.

Wie man einen guten ersten Eindruck hinterlässt

Dies ist besonders wichtig, weil diese ersten Eindrücke sehr viel bedeuten. Die Art und Weise, wie Sie auf jemanden wirken, wenn Sie ihn zum ersten Mal treffen, hat einen großen Einfluss auf Ihr gesamtes Selbstvertrauen, Ihre Wertschätzung und Ihre Bedeutung in seinen Augen.

Üben Sie also, einen guten ersten Eindruck zu machen. Das bedeutet, mit kraftvollen Schritten zu gehen und den Raum strahlend zu betreten, und es bedeutet, die Hand fest und entschlossen zu schütteln. Wenn Sie selbstbewusst wirken und den besten ersten Eindruck machen wollen, dann gibt es nur wenige Dinge, die schlimmer sind als ein schlaffer, feuchter Fischhandschlag!

1. **Augenkontakt**

Eine weitere Schlüsselkomponente, um beim ersten Treffen einen guten Eindruck zu machen und Vertrauen zu vermitteln, ist die Aufrechterhaltung des richtigen Augenkontakts. Augenkontakt zu halten suggeriert, dass Sie sich Ihrem Gesprächspartner ebenbürtig fühlen. Es verleiht Ihnen mehr Intensität, lässt Sie ehrlicher erscheinen und sendet mit anderen Worten all die guten sozialen Signale, die wir senden wollen!

Versuchen Sie also, guten Augenkontakt zu halten, ohne dabei unheimlich zu sein. Halten Sie den Blick für ein paar Sekunden, schauen Sie dann weg, während Sie gestikulieren, und halten Sie den Blick dann wieder. Und wenn Sie vor einer größeren Gruppe sprechen, achten Sie darauf, dass Sie sich in der Gruppe umsehen und denken Sie daran, mit jeder Person ein paar Sekunden lang Blickkontakt zu halten.

2. **Sprechen Sie langsamer**

Eines der Dinge, die Ihnen helfen werden, bei der Kommunikation selbstbewusster zu wirken, ist, langsamer zu sprechen. Wir neigen von Natur aus dazu, schneller zu sprechen, wenn wir nervös werden, und das kann dazu führen, dass wir über unsere Worte stolpern und weniger selbstbewusst und weniger sicher wirken, was wir sagen wollen. Das ist natürlich nicht gut!

Wenn Sie hingegen langsamer sprechen, kommen Sie als jemand rüber, der weiß, wovon er spricht, der selbstbewusst ist und der über das, was er sagt, nachgedacht hat. Weil Sie sich Zeit lassen, ist es auch weniger wahrscheinlich, dass Sie stottern oder Pausen machen und Füllwörter verwenden müssen.

3. Geschichten erzählen

Auch das Erzählen von Geschichten vermittelt Vertrauen. Und das geht Hand in Hand mit langsamerem Sprechen.

Einer der Gründe, warum wir schnell sprechen, wenn wir in der Öffentlichkeit reden, ist, dass wir es schneller hinter uns bringen wollen. Wir sprechen schnell, weil

a) wir reden von Natur aus nicht gerne in der Öffentlichkeit und wir wollen, dass es aufhört und...

b) Wir sind uns nicht sicher, ob das, was wir sagen, überzeugend genug oder interessant genug ist, und wir haben Angst, dass die Leute aufhören zuzuhören, wenn wir nicht schnell zu Ende reden!

Wenn Sie aber eine Geschichte erzählen, dann deutet das darauf hin, dass Sie natürlicher sind, wenn es darum geht, Hof zu halten und ein Publikum zu unterhalten. Es deutet darauf hin, dass es Ihnen Spaß macht und dass Sie Vertrauen in Ihre eigene Fähigkeit haben, zu unterhalten.

Und dieser Effekt ist noch stärker zu spüren, wenn Sie langsamer sprechen. Nicht nur in Bezug auf die Art und Weise, wie Sie sprechen, sondern auch in Ihrem Vortrag. Das heißt, Sie setzen die Szene, Sie stellen rhetorische Fragen, Sie verwenden Wiederholungen und Sie erzeugen Spannung.

Das ist etwas, was die meisten charismatischen Menschen enorm gut können, und es hat eine große Wirkung, wenn es gut gemacht ist. Hetzen Sie nicht auf den Punkt, genießen Sie den Moment, verweilen Sie und vertrauen Sie darauf, wie interessant Sie sind!

Niemand ist besser als Sie!

. . und Sie sind auch nicht besser als andere. Sie sind anders. Sie sind fantastisch, aber das bedeutet nicht, dass Sie besser sind als andere. Es bedeutet nicht, dass andere nicht auch großartig sein können, auf ihre eigene besondere Weise. Ihre Großartigkeit nimmt anderen nicht die Großartigkeit weg. Wir wurden mit der Einstellung erzogen, dass andere, die einen Namen, eine bestimmte soziale Position oder sogar mehr Geld haben, uns überlegen sind und wir sie bewundern müssen.

Heutzutage geht alles so schnell. Titel und Status bedeuten nicht mehr so viel. Es gibt zum Beispiel viele Menschen mit einem College- oder sogar Doktortitel, die arbeitslos sind; auf der anderen Seite wurden einige der besten Unternehmen der Welt von Menschen aufgebaut, die die Schule oder sogar die High School nicht abgeschlossen haben.

Auf der einen Seite verlieren Einzelne gesellschaftliche Positionen, während andere aufsteigen. Sie sind anders, aber das bedeutet nicht, dass sie besser sind als Sie. Bedenken Sie das.

Verbinden Sie sich wieder mit Freunden, um Ihr Selbstvertrauen zu stärken

Sie denken vielleicht, was haben Freunde mit Selbstvertrauen zu tun? Jeder von uns hat Momente von Selbstzweifeln und Unsicherheiten. Es ist sehr verbreitet, um unser Aussehen besorgt zu sein.

Oft werden Sie sich fragen, ob Sie in einer bestimmten Situation das Richtige gesagt oder getan haben. Manchmal ist es etwas so Unbedeutendes wie die Kombination Ihres Kleides mit dem richtigen Paar Schuhe oder Ihres Hemdes mit der richtigen Krawatte.

Wie jeder andere Mensch auch, wende ich mich, wenn ich mir bei diesen Dingen nicht sicher bin, an meine Freunde, um eine zweite Meinung einzuholen. Eine Sache, die Sie vielleicht schon bemerkt haben, ist, dass bestimmte Menschen eine sehr wichtige Rolle beim Aufbau unseres Vertrauens spielen. Durch Freunde können wir die Skepsis oder Unsicherheit, die wir uns selbst gegenüber haben, abschütteln. Es ist durch sie, dass wir bessere Entscheidungen im Leben treffen können.

Dies sind einige der Möglichkeiten, wie das Wiederverbinden mit Freunden unser Selbstvertrauen aufbaut:

Sie jubeln über Ihren Erfolg

Wenn es jemanden gibt, den Sie anrufen, wenn Sie eine gute Nachricht zu überbringen haben, dann ist es Ihr Freund. Freunde gehören zu den ersten Gruppen von Menschen, zu denen wir gehen können, wenn wir Probleme, Frustrationen oder Rückschläge haben. Der Hauptgrund dafür ist, dass sie stolz auf das sind, was wir erreichen. Sie sind die Menschen, die uns anfeuern und an uns glauben, dass wir es schaffen können! Zu wissen, dass jemand hinter Ihnen steht, hilft Ihnen, alles mit so viel Zuversicht anzugehen.

Sie modellieren neue Wege des Seins
Kein Mensch ist perfekt, so heißt es. Bei Freunden ist es jedoch so, dass sie auch Stärken und Fähigkeiten haben, die ihnen helfen, in dem, was sie tun, besser abzuschneiden. Ich habe einen Freund, der die Menge mit seiner Rede bewegt. Irgendwann habe ich mich gefragt, ob ich das auch kann. Mit einem Vorbild, zu dem man aufschauen konnte, wurde es viel einfacher, sich auf sein Ziel zuzubewegen. Indem ich mir einfach seine Art, eine Rede zu halten, zum Vorbild nahm, wurde ich schließlich besser. Das Gleiche gilt für Sie. Einen Freund zu haben, hilft uns, Wege zu sehen, wie wir seine Stärken nutzen können, um unsere Schwachstellen zu verbessern.

Sie unterstützen unsere Bemühungen zu wachsen
Wussten Sie, dass manchmal das Einzige, was zwischen Ihnen und Ihrem Erfolg steht, Ihre Einstellung ist? Nun, jetzt wissen Sie es. Der Grund, warum Sie kalte Füße haben, wenn es darum geht, diese Geschäftsidee zu verfolgen, ist, dass Ihre Gedanken Ihnen sagen, dass Sie es nicht tun können.
Wenn Sie sich jedoch mit positiven Freunden umgeben, können diese Stärken in Ihnen sehen, von denen Sie nie

wussten, dass sie existieren. Das wird Ihnen genug Motivation geben, es zu versuchen, und Sie erkennen, dass Sie nur einen kleinen Schubs brauchten, um wie ein Adler aufzusteigen.

Sie wischen unsere Tränen weg

Auf dieser Reise, die sich Leben nennt, wird es immer wieder Unebenheiten auf dem Weg geben. Es kann sein, eine Prüfung nicht zu bestehen, ein Turnier zu verlieren, abserviert zu werden oder noch schlimmer, einen geliebten Menschen zu verlieren. Wenn Sie jedoch Freunde haben, haben Sie jemanden, an den Sie sich anlehnen können, wenn Sie niedergeschlagen sind.

Sie werden da sein, um Ihnen Einblicke aus einer anderen Perspektive zu geben. Sie werden so viel Sonnenschein in Ihre dunkelsten Momente bringen.

Sie lehren uns den Wert von Teamarbeit

Selbstvertrauen bedeutet nicht nur, alleine zu arbeiten. Es geht darum, zu wissen, wie man den Weg alleine gehen kann und wann man ihn mit einem Team gehen sollte. Manchmal, wenn Sie allein sind, fühlen Sie sich vielleicht schüchtern und unsicher, wenn Sie an Orte gehen oder neue Dinge ausprobieren oder Dinge anders machen.

Wenn Sie diese Dinge jedoch mit einem Freund tun, gibt es einen plötzlichen Energieschub, und Sie erkennen, dass Sie kreativ werden können. Das erlaubt Ihnen, höher zu steigen, als Sie es sich erträumt hatten.

Die Wahrheit ist, der beste Teil der Wiederverbindung mit Freunden ist die Tatsache, dass die Gefühle auf Gegenseitigkeit beruhen. Sie sind die Menschen, die unsere Träume teilen, und wir können das Gleiche für sie tun. Umgeben Sie sich also mit wahren Freunden und sehen Sie, wie sich das auf Ihre Einstellung und Ihr Selbstvertrauen auswirkt, über Grenzen hinauszuwachsen.

Kapitel 12
Steigern Sie Ihr Selbstvertrauen mit Ihrer Körpersprache

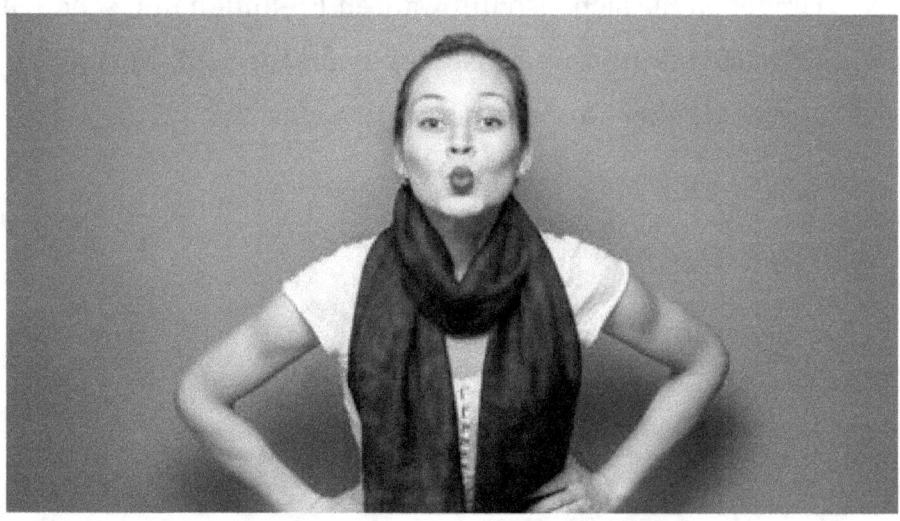

Ihre Körpersprache ist eines der wichtigsten Werkzeuge, um zu vermitteln, wie Sie sich fühlen. Es wird oft geschätzt, dass die Kommunikation zu 70 % nonverbal ist oder sogar noch höher. Mit anderen Worten: Was Sie mit Ihrem Mund sagen, ist weit weniger wichtig als das, was Sie mit Ihrem Körper sagen. Sie können reden, wie Sie wollen, aber wenn Sie zusammengekauert sind, vermitteln Sie ein Gefühl von Angst und geringem Vertrauen.

Die gute Nachricht ist, dass selbst wenn Sie sich nicht selbstbewusst fühlen, das Üben einer selbstbewussten Körpersprache Ihr Selbstwertgefühl steigern kann und Sie sich besser fühlen.

Ihr Gehirn und Ihre Körpersprache kommunizieren ständig miteinander. Und diese Kommunikation ist eine 2-Wege-Straße. Einerseits spiegelt Ihre Körpersprache die Gedanken und Gefühle wider, die in Ihrem Kopf vor sich gehen. Aber gleichzeitig werden die Gedanken und Gefühle, die Sie haben, von den Botschaften beeinflusst, die Ihr Gehirn von Ihrer Körpersprache erhält. Das bedeutet, dass Sie durch eine positive Körpersprache tatsächlich ein selbstbewussterer Mensch werden können.

Wie können Sie also Ihre Körpersprache verbessern?

Um zu lernen, wie Sie sich dieses psychologische Phänomen zunutze machen können, sehen Sie sich die folgenden Tipps an, wie Sie durch Körpersprache Vertrauen aufbauen können.

1. Lächeln, um glücklich zu sein

Lächeln ist vielleicht das Selbstbewussteste, was Sie tun können. Wollen Sie beim Gehen selbstbewusster wirken? Dann lächeln Sie beim Gehen! Sie wollen selbstbewusster wirken, wenn Sie in einer Bar auf das andere Geschlecht zugehen? Lächeln Sie sie einfach von der anderen Seite des Raumes an und Sie wirken nicht nur freundlich, sondern auch so, als würden Sie sich gerne verletzlich machen - was Sie wiederum entspannt und selbstbewusst wirken lässt.

Lächeln lässt uns tatsächlich auch selbstbewusster fühlen, und zwar aufgrund eines psychologischen Phänomens, das als "Gesichtsfeedback" bekannt ist. Dies bedeutet, dass wir uns oft so fühlen, wie wir aussehen. Lächeln Sie und Sie fühlen sich glücklicher. Grimassieren Sie und Sie fühlen sich wütender. Vor allem Lächeln setzt Serotonin frei, das Wohlfühlgefühle auslöst.

Auch wenn das Lächeln gezwungen ist, es wirkt!

2. Körperhaltung

Die körpersprachliche Kommunikation, die Sie mit Ihrem Gehirn haben, ist nicht auf die Botschaften beschränkt, die von Ihrem Gesicht gesendet werden. Ihr Gehirn nimmt tatsächlich Botschaften von Ihrem ganzen Körper auf, um zu bestimmen, wie Sie sich fühlen sollten. Wenn Sie sich also positiver und selbstbewusster fühlen wollen, müssen Sie auch vom Rest Ihres Körpers Botschaften des Vertrauens aussenden.

Um diese Botschaften zu senden, achten Sie darauf, den Kopf hochzuhalten, die Schultern nach unten und hinten zu rollen und die Wirbelsäule gerade zu halten - als ob eine Schnur von der Basis der Wirbelsäule durch den Scheitel des Kopfes nach oben gezogen wird. Lassen Sie gleichzeitig Ihre Muskeln entspannen und konzentrieren Sie sich darauf, langsam und tief in den Bauch zu atmen. Wenn Sie diese Haltung einnehmen, während Sie tief atmen und Ihre Muskeln entspannen, senden Sie Signale des Vertrauens an Ihr Gehirn. Als Ergebnis werden Sie sich entspannter und selbstbewusster fühlen.

3. Gehen Sie mit Vertrauen

Die körpersprachliche Kommunikation, die wir besprochen

haben, ist immer im Spiel - auch beim Gehen. Unser Gang sagt viel über uns aus und wenn wir zügig, kraftvoll und stolz gehen, dann können wir uns selbstbewusst, groß und federführend erscheinen lassen, bevor wir überhaupt anfangen zu sprechen!

Umgekehrt, wenn wir zusammengesackt, gebückt und schlurfend gehen, dann wirken wir nur schüchtern, zurückhaltend und ängstlich.

Um größer zu gehen, ist der Trick, der oft beschrieben wird, sich vorzustellen, dass ein Lichtstrahl aus Ihrer Brust hervorbricht. Das bedeutet, dass Sie mit leicht aufgerichteter Brust gehen, und es bedeutet, dass Sie lächeln und zügig gehen sollten.

Das Problem ist, sich daran zu erinnern, dies zu tun! Die meisten von uns laufen jetzt ziemlich regelmäßig, seit wir... nun ja, ein Jahr alt sind! Daher ist es schwer, dieses jahrelange, tief verwurzelte Training einfach fallen zu lassen und auf eine ganz andere Art zu laufen.

Eine Möglichkeit, dies zu umgehen, ist, nach Auslösern zu suchen, die Sie daran erinnern. Einer der besten davon ist das Durchschreiten einer Türschwelle. Wenn Sie das nächste Mal eine Schwelle überschreiten, nutzen Sie dies als eine Möglichkeit, sich an diesen Trick zu erinnern und wieder zu strahlen.

4. Power-Posen

Genauso wie ein Lächeln in umgekehrter Richtung Ihre

Emotionen verändern kann, so beeinflusst auch Ihre Körpersprache die Art und Weise, wie Sie sich fühlen. Wenn wir selbstbewusst sind, neigen wir dazu, mehr Raum einzunehmen. Was Sie vielleicht nicht wissen, ist, dass Sie sich selbstbewusster fühlen, wenn Sie mehr Raum einnehmen. Warum? Weil es einen Ansturm des Hormons Testosteron auslöst. Testosteron ist das primäre männliche Hormon und auch ein Neurotransmitter, der Aggression und Durchsetzungsvermögen erhöht.

Psychologen haben es also geschafft, so genannte Machtpositionen zu finden. Das sind Positionen, die Sie mit Ihrem Körper einnehmen können und die Ihnen sofort das Gefühl geben, selbstbewusster zu sein und über der Welt zu stehen.

Die bekannteste davon ist die Siegerposition. Halten Sie einfach Ihre Hände v-förmig über den Kopf, so wie Sie es vielleicht tun, wenn Sie die Ziellinie in einem Rennen siegreich überqueren. Dies ist in der Tat eine universelle Position und etwas, das Menschen in allen Kulturen tun - sogar von Affen wird angenommen, dass sie dieses Signal verwenden, um Sieg und Erfolg zu demonstrieren!

Und offenbar löst es einen sofortigen Anstieg des Testosterons aus. Wenn Sie also das nächste Mal ein Vorstellungsgespräch oder ein Date vor sich haben, versuchen Sie, zuerst auf die Toilette zu gehen und ein paar Machtpositionen zu üben!

5. Öffnen Sie Ihre Körpersprache

Eine weitere Möglichkeit für die körpersprachliche Kommunikation, Botschaften des Vertrauens an Ihr Gehirn zu senden, besteht darin, Ihre Körpersprache offen zu halten. Halten Sie Ihre Arme an der Seite und benutzen Sie sie nicht, um sich zu verbergen (vermeiden Sie es, die Arme zu verschränken oder ein Getränk über die Brust zu halten). Das Verschränken der Arme ist eine defensive Haltung und signalisiert Ihrem Gehirn, dass Sie sich schützen müssen. Wenn Sie Ihre Arme jedoch an der Seite halten, signalisieren Sie Ihrem Gehirn, dass Sie nichts zu befürchten haben.

Halten Sie nicht nur die Arme angekreuzt, sondern kreuzen Sie beim Stehen auch nicht die Beine. Stellen Sie sich stattdessen breitbeinig (hüft- bis schulterbreit) hin und achten Sie auf eine starke, solide Basis. Scheuen Sie sich nicht, ein wenig Raum einzunehmen und den Raum um Sie herum wirklich zu besitzen. Diese Art der Körpersprache vermittelt Ihrem Gehirn direkt das Gefühl von Stärke und Macht.

Ein weiterer körpersprachlicher Trick ist, zu versuchen, sich an Dinge anzulehnen. Wenn Sie sich an eine Wand lehnen, kommuniziert dies Besitz. Ebenso, wenn Sie jemanden an der Schulter berühren, vermittelt dies eine Art Besitz, der auch als Vertrauen rüberkommt.

6. Gestikulieren

Apropos die charismatischsten Menschen: Auch die Wissenschaft hat zu diesem Thema etwas zu sagen.

In Studien hat sich gezeigt, dass Menschen, die als am charismatischsten eingeschätzt werden, auch am meisten gestikulieren.

Gestikulieren bedeutet, mit den Händen zu sprechen, es bedeutet, animiert zu sein und auf etwas zu zeigen, zu gestikulieren und herumzulaufen, während man spricht. Und der Grund, warum dies mit Selbstvertrauen und Charisma assoziiert wird, ist, dass es uns engagierter erscheinen lässt, mit dem was wir selbst sagen. Jetzt sind unsere Körpersprache und unsere Worte kongruent und unsere Leidenschaft kann daher im ganzen Raum gespürt werden.

Je mehr Sie beim Sprechen gestikulieren, desto leidenschaftlicher und nachdrücklicher scheinen Sie bei dem zu sein, was Sie sagen. Und das ist höchst einnehmend und beeindruckend - es lässt auch alle anderen als einnehmender und interessanter wahrnehmen!

Vermeiden Sie negative Körpersprache

Ihr Gehirn nimmt nicht nur positive körpersprachliche Kommunikationssignale auf. Es nimmt auch die negativen Signale auf. Wenn Sie sich also einer negativen, unsicheren Körpersprache hingeben, kommunizieren Sie Ihrem Gehirn, dass Sie sich negativ und unsicher fühlen sollten. Negative Gefühle entstehen und werden verstärkt, wenn Sie eine negative Körpersprache pflegen.

Nehmen Sie also nicht nur die oben erwähnte selbstbewusste, positive Körpersprache an, sondern achten Sie auch darauf, das Gegenteil zu vermeiden. Wenn Sie sich dabei ertappen, die Stirn zu runzeln, die Schultern hängen zu lassen, mit den Füßen zu schlurfen oder sich "klein" zu machen, merken Sie sich das und nehmen Sie sofort das entgegengesetzte Verhalten an. Dies wird Ihnen helfen, mehr positive Gefühle zu wecken und sich allmählich aus diesem negativen Gemütszustand herauszubewegen.

Nicht zappeln

Zappeln ist ein deutliches Zeichen für Nervosität. Ein Mann, der nicht stillhalten kann, ist ein Mann, der besorgt, angespannt und sicherlich nicht selbstbewusst ist. Ihre Hände können Ihre schlimmsten Feinde sein - kämpfen Sie darum, sie ruhig und gleichmäßig zu halten. Sie können durchaus mit Ihren Händen sprechen, aber halten Sie Ihre Gestik ruhig und unter Kontrolle. Vermeiden Sie beim Sitzen auch das schnelle Wackeln mit den Beinen, das manche Männer machen (Sie wollen nicht wie ein Hund aussehen, der sich den Bauch kraulen lässt).

Wenn wir nervös oder gestresst sind, beruhigen wir uns alle mit irgendeiner Form von selbstberührendem, nonverbalem Verhalten: Wir reiben unsere Hände aneinander, wippen mit den Füßen, trommeln mit den Fingern auf dem Schreibtisch, spielen mit unserem Schmuck, zwirbeln unsere Haare, zappeln - und wenn wir eines dieser Dinge tun, rauben wir unseren Aussagen sofort die Glaubwürdigkeit.

Kapitel 13
Wie Sie einen Körperbau bekommen, der Sie selbstbewusst macht

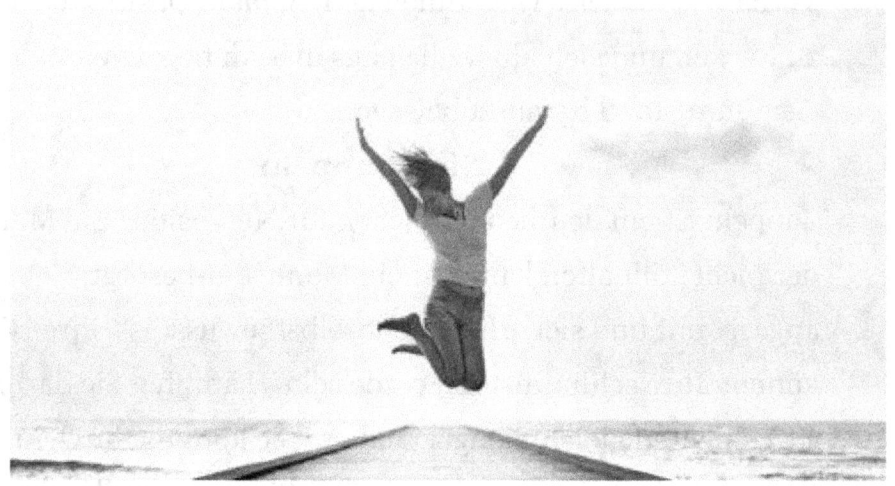

Die besten Möglichkeiten, Ihr Selbstvertrauen zu stärken, sind die, die wir bereits besprochen haben. Diese sprechen die tiefsitzenden Ursachen für geringes Selbstwertgefühl an und helfen Ihnen, sich aus Panik- und Angstreaktionen heraus zu trainieren.

Das bedeutet, sich selbst zu verbessern, Vorbilder zu finden, sich an positive Interaktionen und Erfolge zu erinnern, sich mit den richtigen Leuten zu umgeben, sich seinen Ängsten zu stellen und zu üben, sozial zu sein. Finden Sie schließlich Ihre Leidenschaft und investieren Sie in diese, ohne sich darum zu kümmern, was andere denken.

All das trägt viel dazu bei, Ihr Selbstwertgefühl zu steigern. Das heißt aber nicht, dass es nicht auch kleinere und

einfachere Veränderungen gibt, die Sie vornehmen können, um Ihr Selbstwertgefühl zu steigern. Und manchmal bedeutet das, sich auf den äußeren Aspekt zu konzentrieren. Es bedeutet, dass Sie sich oberflächliche Aspekte von sich selbst anschauen, mit denen Sie vielleicht nicht glücklich sind.
Viele von uns haben vor allem deshalb ein geringes Selbstwertgefühl, weil wir nicht mögen, wie wir aussehen, oder weil wir denken, wir seien nicht in Form. Wenn Sie übergewichtig, zu dünn oder konventionell unattraktiv sind, dann kann es schwer sein, darüber hinwegzusehen und sich auf die Dinge zu konzentrieren, die Sie an sich selbst mögen. Die Quintessenz? Die Umgestaltung Ihres Körperbaus kann einen massiven Vertrauensschub bringen. Das liegt daran, dass es sich auf die Art und Weise auswirkt, wie andere Menschen auf Sie reagieren, es wird Ihr System mit mehr positiven Hormonen und Neurotransmittern füllen, damit Sie sich selbst gut fühlen und es bedeutet, dass Sie sich körperlich um sich selbst kümmern können.
Wie machen Sie es also? Also, lassen Sie uns diese beiden Aspekte beheben, ja?

Der beste Körperbau

Um die Art von Körperbau zu bekommen, die Ihnen ein hohes Maß an Selbstvertrauen gibt, müssen Sie sich auf einen ästhetischen Körperbau konzentrieren. Egal, ob Sie ein Mann oder eine Frau sind, Sie wollen einen Körper, mit dem Sie sich wohlfühlen und der sich auch durch Kleidung bemerkbar macht.

Für Männer bedeutet das, sich auf den Körperbau eines umgekehrten Dreiecks zu konzentrieren. Das bedeutet breite Schultern, dicke Arme und eine schmale Taille. Dies macht Sie körperlich einschüchternd aussehen und es ist eine Form, die Frauen natürlich geneigt sind, attraktiv zu finden.

Für Frauen bedeutet es die Entwicklung des Verhältnisses von Hüfte zu Taille. Dies deutet auf starkes genetisches Material hin. Sie sollten auch versuchen, einen straffen Körperbau zu entwickeln, so dass sie proportioniert und gleichzeitig schlank sind.

In beiden Fällen wird dies am besten durch eine Kombination aus Krafttraining und Herz-Kreislauf-Training erreicht. Und das kann sogar bedeuten, beide in einer Weise zu kombinieren, die als gleichzeitiges Training bekannt ist.

Der Punkt ist, dass Sie sich nicht nur auf das eine oder das andere konzentrieren sollten. Männer, die sich nur auf Gewichte konzentrieren, riskieren, stark auszusehen und trotzdem einen Bauch zu tragen. Frauen, die sich nur auf CV konzentrieren, werden feststellen, dass sie nicht so schnell Fett verbrennen, wie sie es tun würden, wenn sie es mit Gewichten kombinieren. Und in der Tat sind Frauen, die Kniebeugen machen, so gut proportioniert, dass es zu einem Mem geworden ist!

Der Stil für Frauen

Wenn es um die Art und Weise geht, wie Sie sich kleiden, gibt es ein paar Dinge zu beachten. Darum geht es bei der "Mode". Sie können die Regeln der Mode nicht abschreiben, denn der Mode zu folgen zeigt, dass Sie gesellschaftlichen Normen und Konventionen folgen, dass Sie wissen, was gerade en vogue ist und dass Sie auf dem Laufenden sind. Unmodisch zu sein, deutet darauf hin, dass Sie ein wenig ahnungslos sind oder so sehr in Ihre eigene kleine Welt verstrickt sind, dass Sie die Tatsache übersehen haben, dass Schlaghosen in den 70 er Jahren aus der Mode gekommen sind.

Sie müssen kein Sklave der Mode sein, aber ein gewisses Verständnis dafür zu zeigen, was gerade en vogue ist, ist sehr ratsam.

Gleichzeitig sollten Sie aber auch Ihren eigenen Stil haben und bereit sein, von Zeit zu Zeit dosierte Risiken einzugehen.

Das ist das Zusammenspiel von Mode und Stil. Stil ist der Teil, in dem man Risiken eingeht, in dem man seine eigene Persönlichkeit zeigt und in dem man selbstbewusst genug ist, gegen den Strich zu gehen. Aber das alles muss innerhalb der Regeln der Mode geschehen.

Die wichtigste Aufgabe Ihrer Kleidung ist es, Sie umwerfend aussehen zu lassen. Und das bedeutet, Ihre besten körperlichen Eigenschaften zu verkaufen, um sicherzustellen, dass Sie wie ein guter genetischer Fang aussehen.

Ihren eigenen Stil zu finden, ist eine großartige Möglichkeit, sich in Bezug auf die Kleidung, die Sie tragen, sicherer zu fühlen. Lassen Sie sich von Modemagazinen, Katalogen und

Ihren stilvollen Freunden und Bekannten inspirieren, aber kreieren Sie dann einen Look, der ganz und gar Ihrem eigenen entspricht.

Egal, ob Sie einen maßgeschneiderten Look oder einen Hippie-Bohème-Stil bevorzugen, was auch immer Sie sich mit sich selbst wohlfühlen lässt, ist die richtige Wahl.

Es gibt Zeiten, in denen Sie diesen persönlichen Stil ignorieren und Kleidung tragen müssen, die für einen bestimmten Anlass angemessen ist. Wenn Sie mit einem solchen Ereignis konfrontiert sind, oder sogar, wenn Sie es jeden Tag für Ihren Job tun müssen, finden Sie einen Weg, um das erforderliche Kleid für Sie arbeiten zu lassen, vielleicht, indem Sie Ihren eigenen Stil mit subtilen Accessoires hinzufügen. Und wenn Ihnen einfach kein Weg einfällt, wie Sie sich in einem Smoking oder dem lindgrünen Brautjungfernkleid, das Ihre Freundin ausgesucht hat, wohlfühlen können, schöpfen Sie Zuversicht aus der Tatsache, dass es allen um Sie herum genauso geht. Wenn es um Kleidung geht, ist es das Wichtigste, Dinge zu tragen, durch die Sie sich selbstbewusst fühlen und alles andere zu vermeiden. Wenn Sie ein Hemd haben, das an Ihrem Bauch klebt und Ihnen das Gefühl gibt, unglaublich dick zu sein, dann ist die offensichtliche Antwort, dieses Hemd nicht mehr zu tragen. Zu viele Menschen würden das Hemd weiterhin tragen und spüren, wie ihr Selbstvertrauen jedes Mal sinkt, wenn sie es anziehen. Finden Sie Teile, die zu Ihrem Körpertyp und Ihren besten natürlichen Eigenschaften passen.

Wenn Sie sich nicht sicher sind, wie Sie das machen sollen, fragen Sie Ihre stilvollste Freundin oder ein Familienmitglied oder suchen Sie ein Bekleidungsgeschäft mit umfassendem Service.

Wenn Sie das Gefühl haben, dass Ihr Körpertyp Sie daran hindert, gut auszusehen, treffen Sie vielleicht einfach nicht die beste Wahl. Es muss Ihnen nicht peinlich sein, in der Damenabteilung, in der Abteilung für kleine Größen oder in einem Geschäft für große Größen einzukaufen, wenn Sie dort die Kleidung finden, die Ihnen am besten passt. Wenn Sie daran gewöhnt sind, Ihre Kleidung bei Discountern zu kaufen, kann die Investition in einige teurere, aber qualitativ hochwertige Stücke aufgrund der besseren Verarbeitung zu einer besseren Passform führen.

Stützende Kleidungsstücke wie Kontrollstrumpfhosen können Ihre Silhouette und Ihr Selbstwertgefühl verbessern.

Schmuck kann zu einem ausgefeilten Look beitragen. Wählen Sie Stücke, die Ihren gewählten Stil ergänzen und zu ihm passen. Vergessen Sie bei der Auswahl der Accessoires auch andere Details nicht. Ein stilvoller Hut oder ein lustiges Paar Schuhe können alles zusammenbringen.

Brillen sind ein weiteres Thema, wenn es um Accessoires geht. Manche Menschen hassen die Vorstellung, eine Brille zu tragen, weil sie denken, dass sie zu buchmäßig aussieht oder sie sich alt fühlen, wenn sie eine Lesebrille brauchen. Kontaktlinsen oder Augenlaserchirurgie können eine geeignete Option sein, wenn die Vorstellung, eine Brille zu tragen, so verhasst und schädlich für das Selbstbewusstsein ist. Alternativ nutzen einige ihre Notwendigkeit, eine Brille zu tragen, als Gelegenheit, ihren Sinn für Mode zu zeigen. Sie wählen stilvolle oder trendige Gestelle, die ihr Gesicht ergänzen und ihr Selbstvertrauen in ihr gesamtes Erscheinungsbild verbessern.

Sicherlich werden Sie auf Ihrem Weg auf Menschen treffen, die Sie nur schlecht machen wollen. Sie mögen sich über Ihren persönlichen Stil lustig machen oder darüber, dass Sie keine Designerkleidung tragen, oder über jedes andere Detail, das ihnen einfällt, damit sie sich selbst besser fühlen.

Seien Sie sich bewusst, dass dies passieren wird und bereiten Sie sich darauf vor. Egal, ob Sie sich im Voraus eine schlagfertige Antwort zurechtlegen oder sich einfach nur auf eine Beleidigung gefasst machen wollen - wenn Sie vorbereitet sind, können Sie verhindern, dass sich die hasserfüllten Worte festsetzen und Ihre Gefühle für Ihre Kleidung beeinträchtigen. Wenn Sie regelmäßig mit diesen Angriffen konfrontiert werden, ist es vielleicht an der Zeit, sich einen neuen Freundeskreis zu suchen, sich aus der Situation zu entfernen oder was auch immer zu einem Glücklicheren Selbst führen würde.

Das Sprichwort "Kleider machen Leute" mag wahr sein oder auch nicht, aber mit der richtigen Auswahl kann Kleidung Ihr Selbstvertrauen stärken oder schwächen.

Körperbau

Was Ihren Körper betrifft, so ist in diesem Buch wirklich kein Platz, um ein ganzes Trainingsprogramm durchzugehen! Aber zuerst sollten Sie erkennen, wie wichtig es ist, Zeit und Mühe in Ihren Körperbau zu investieren. Dies ist eines der auffälligsten sozialen Signale, die wir aussenden, und eine der stärksten Möglichkeiten, uns selbstbewusster und erfolgreicher zu fühlen.

Nicht nur das: Wenn Sie Ihrem Gesprächspartner körperlich überlegen sind, wird Ihnen das unendlich viel Selbstvertrauen einflößen.

Am Ende des Tages läuft es oft darauf hinaus. Wenn Sie mächtiger sind als die Person, mit der Sie sprechen, dann werden Sie in der Lage sein, sie in einer physischen Konfrontation zu schlagen. Wenn ihnen also nicht gefällt, was Sie sagen, und sie Sie herausfordern, können Sie sie körperlich in die Schranken weisen, wenn es sein muss. Und das bedeutet, dass Sie in jeder Konversation den Vorteil haben werden. Vor allem, wenn Ihre Körperlichkeit diese Tatsache kommuniziert.

Die grundlegenden Dinge, die man wissen muss, um in diese Art von Form zu kommen:

- 3-maliges Training pro Woche reicht in der Regel aus, um Ihre Größe und Kraft drastisch zu verbessern
- Widerstands-Cardio ist eine unglaublich wirksame Methode zur Gewichtsabnahme und

Körperneuzusammensetzung - das bedeutet, dass die Cardio-Übung durchgeführt wird, während ein bestimmtes Gewicht auf Sie einwirkt

- Die Ernährung ist genauso wichtig wie das Training. Verfolgen Sie Ihre Kalorien und verbrauchen Sie mehr als Sie verbrennen, um zuzunehmen, oder weniger als Sie verbrennen, um abzunehmen.
- Essen Sie mehr Protein, um Muskeln aufzubauen
- Der Besuch eines Kurses oder ähnliches kann Ihnen helfen, Ihren Wiederaufbau zu strukturieren und das Training mehr Spaß zu machen
- Das bedeutet insbesondere so etwas wie einen Tanzkurs oder Kampfsport. Dies hat den zusätzlichen Bonus, dass Sie funktioneller werden, was bedeutet, dass die Kraft nutzbar ist
- Um Größe und Kraft zu vermitteln, sollten Sie den Schwerpunkt auf Schultern, Brust und Arme legen. Das Schrägbankdrücken gehört zu den allerbesten Übungen, die Sie machen können.
- Für Frauen ist die Kniebeuge oder der Kettle bell-Schwung fantastisch für die Entwicklung der begehrtesten Proportionen

Kapitel 14
Ihre Mission kennen

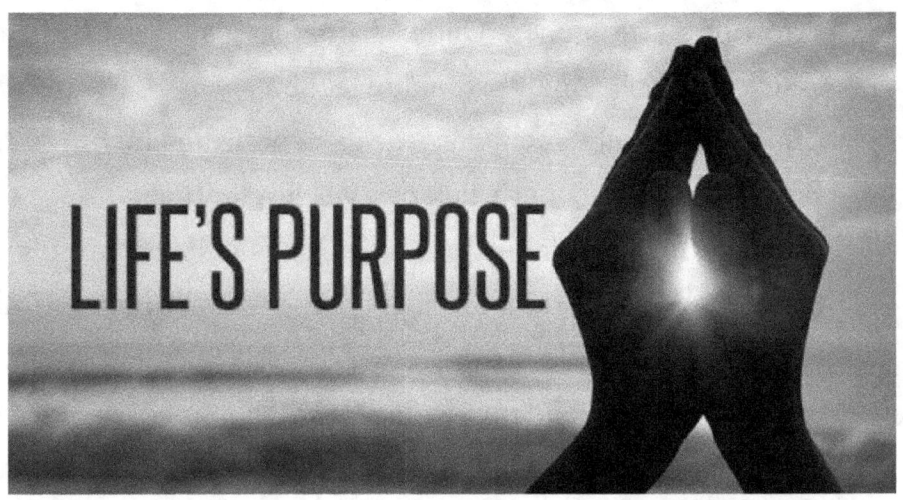

All diese Tipps werden Ihnen helfen, Ihr Selbstvertrauen massiv zu steigern. Aber nichts ist so mächtig wie dieser nächste Tipp: Wissen, was Ihre Mission ist. Wissen Sie, was Ihre Leidenschaft ist.

Haben Sie etwas, für das Sie sich wirklich begeistern können und für das Sie jeden Morgen aufstehen wollen.

Unser Selbstwertgefühl und unser Selbstvertrauen sind damit verknüpft, wie erfolgreich wir sind und wie gut wir in Dingen sind, die uns wichtig sind. Das kann bedeuten, dass unser Selbstwertgefühl daran gebunden ist, wie wir uns in sozialen Umgebungen fühlen, weil das für uns wichtig ist.

Aber jetzt stellen Sie sich vor, dass Sie ein professioneller Schwimmer sind. Schwimmen ist Ihre Leidenschaft. Bei sozialen Interaktionen ist es Ihnen also weniger wichtig, was andere Leute denken, denn Schwimmen ist das, was Ihnen wichtig ist, und Sie wissen, dass Sie gut schwimmen können. Ein solches "Ding" zu haben, kann Ihnen ein Gefühl von Ziel, Erfolg und Wert geben. Und es kann Sie in vielerlei Hinsicht gesellschaftlich "unantastbar" machen.

Und das bedeutet auch, dass Sie ganz natürlich mehr Sie selbst sind und sich ganz natürlich den gesellschaftlichen Konventionen entziehen. Weil Sie Ihrer Leidenschaft folgen. Ist es ein Wunder, dass Sie sich bei der Arbeit unsicher fühlen, wenn die Arbeit, die Sie tun, etwas ist, das Sie nicht interessiert und bei dem Sie das Gefühl haben, dass Sie nicht besonders gut sind? Stellen Sie sich vor, Sie würden Ihrem Herzen folgen und etwas tun, das Sie wirklich leidenschaftlich lieben: Sie wären so viel begeisterter und hätten mehr Vertrauen in Ihre eigenen Fähigkeiten!

Charisma

Und wissen Sie was? Absolut leidenschaftlich für etwas zu sein, ist auch etwas, von dem bekannt ist, dass es Menschen Charisma verleiht.

Charisma ist das, was passiert, wenn wir mit jemandem sprechen, der uns in dem, was er sagt, völlig mitzureißen scheint. Wir hängen an jedem ihrer Worte, weil sie so magnetisch und so fesselnd sind.

Und es stellt sich heraus, dass die Menschen, die am charismatischsten sind, die Menschen sind, die am meisten gestikulieren, die am meisten herumlaufen und die ihre

Körpersprache am meisten einsetzen.

Und raten Sie mal, was Sie dazu bringt, dies mehr zu tun? Wenn Sie mit großer Leidenschaft über das sprechen, worüber Sie sprechen. Denn wenn jemand mit Leidenschaft und Feuer spricht, wird seine Körpersprache auf natürliche Weise kongruent mit dem, was er sagt. Und sie sind so begeistert und so scharf auf ihr Thema, dass sie nicht anders können, als ihren Körper ausdrücken zu lassen, was sie sagen.

Und die Leute können nicht anders, als zuzuschauen, weil es so fesselnd ist und weil sie diese unglaubliche Überzeugung aufgreifen können.

Im Fluss sein

Mehr noch: Wenn wir uns für etwas begeistern, versetzt uns das in einen Zustand, der "Flow" genannt wird. Flow ist so etwas wie eine positivere Version der Kampf- oder Fluchtreaktion. Das passiert, wenn wir uns so sehr auf das konzentrieren, was wir tun, und wenn es sich so wichtig für uns anfühlt, dass alles andere auf der Welt fast "wegzufallen" scheint.

Der präfrontale Kortex schaltet sich wieder ab und damit ist die nörgelnde Stimme weg. Gleichzeitig wird unser Gehirn mit Serotonin und Anandamid (Glückshormone) zusammen mit Wachheitshormonen wie Dopamin, Adrenalin usw. gefüllt.

Kurz gesagt, Sie werden völlig fixiert, nicht weil Sie Angst um Ihr Leben haben, sondern weil Sie inspiriert sind. Und das ist das Gegenteil von mangelndem Selbstvertrauen. Flow-

Zustände lassen Gespräche fließend werden, sie verbessern unsere Reaktionen und machen uns magnetisch.

Finden Sie also heraus, was Sie gerne tun, verbringen Sie mehr Zeit damit, und dann haben Sie eine Mission. Sie werden einen Zweck haben. Und Sie werden viel Zeit damit verbringen, animiert und einnehmend zu sprechen. Daraus wird sich ganz natürlich Vertrauen entwickeln.

Wenn Sie wirklich leidenschaftlich bei einer Sache sind, die Sie tun, und von Ihren Fähigkeiten in dieser Funktion überzeugt sind, dann haben Sie kein Bedürfnis, zu versuchen, andere zu beeindrucken, zu überkompensieren, usw.

Stattdessen können Sie in dem Wissen glücklich sein, dass die Sache, die Ihnen wirklich am Herzen liegt, gut läuft. Dass Sie Grund haben, zuversichtlich zu sein.

Jetzt brauchen Sie nicht mehr zu versuchen, "sich anzupassen", und es gibt keinen Grund, warum Sie nicht freundlich, großzügig und teilend mit den Menschen sein können, die Sie in anderen Lebensbereichen treffen.

Fazit

Jetzt haben Sie das komplette Bild und hoffentlich viel darüber gelernt, wie Sie ticken, woher Ihre eigenen Ängste kommen und wie Sie sich in eine selbstbewusstere, sozialere und glücklichere Version von sich selbst verwandeln können. Sie sind zwar leicht zu lesen, aber wenn Sie nicht handeln, sind die gesammelten Informationen bedeutungslos.

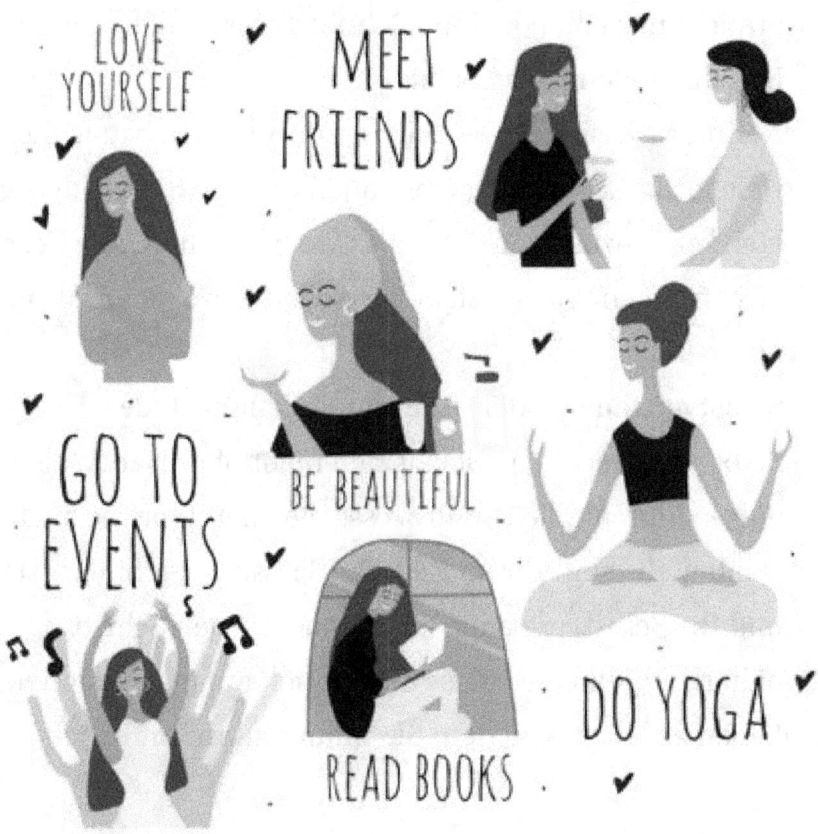

Die Anstrengung, die Sie unternehmen, um Ihre einschränkenden Überzeugungen zu überwinden und Ihr Selbstvertrauen zu steigern, wird Sie von allen anderen unterscheiden, die sich mehr wünschen, aber noch nicht die notwendigen Schritte unternommen haben, um voranzukommen.

Auch wenn Sie sich durch diese Aktion verängstigt fühlen, ist es wichtig, sich daran zu erinnern, dass alle Angst, die Sie erleben, in Ihrem Geist ist. Sie können sie überwinden. Es braucht nur einen kleinen Schubs Ihrer Willenskraft, um den Ball ins Rollen zu bringen.

Nehmen Sie sich etwas Zeit, um darüber nachzudenken, welche einfachen Selbstvertrauens-Hacks Sie heute beginnen können, umzusetzen. Oft ist es viel einfacher, eine Technik auszuwählen und sie zu beherrschen, bevor man zur nächsten übergeht.

Selbstvertrauen, oder in Ihrem Fall mangelndes Selbstvertrauen, entwickelt sich nicht über Nacht, also haben Sie Geduld mit diesem Prozess. Welchen Weg Sie auch immer wählen, Sie sind Ihrem Ziel, Ihr Selbstwertgefühl zu stärken und Ihr Selbstvertrauen aufzubauen, einen Schritt nähergekommen, so dass Sie endlich anfangen können, das Leben zu leben, von dem Sie immer geträumt haben.

www.ingramcontent.com/pod-product-compliance
Lightning Source LLC
Chambersburg PA
CBHW070911080526
44589CB00013B/1256